Geleitwort

„Beweg-Gründe“ – ein Titel, der zum Wortspiel animiert? Was soll bewegt werden oder wer? Geht es nur um *bewegen* und *Bewegung,* einem Phänomen, von dem Viktor von Weizsäcker meinte, daß es den Kern des Lebendigen ausmacht? „Wenn wir nämlich feststellen, ob ein Ding lebt, so beachten wir, besonders bei Tieren, die Bewegung (...), die Sprache mit ihrer einfachen und dichten Prägung wählt dabei den Ausdruck: es bewegt sich, also lebt es“ (Der Gestaltkreis, ^{4}1968, 1). „Beweg-Gründe“ also ein Hinweis auf das, was Lebendiges charakterisiert? Oder könnten auch Be-*Weg*-Gründe gemeint sein: Quellen, die den Lebensweg bestimmen und ihn geradlinig oder gewunden, als auf und ab oder in Gleichmäßigkeit geführt erscheinen lassen? Könnten es schließlich aber auch Be-*Weggründe* sein, vielleicht mit einer etwas eigenwillig unterstellten Bedeutung: Gründe, die von etwas wegführen, entfernen, Anlaß geben für Abstand nehmen von ... und Zuflucht suchen bei ...?

Das vorliegende Buch von Marion Esser hat zu all dem etwas Wesentliches zu sagen. Es ist einmal befaßt mit dem, was unter Bewegung im engeren Sinn in der Psychomotorik gemeint ist. Es handelt aber auch von Wegen: dem Lebensweg von Kindern in ihrer oft gestörten Lebenswelt, dem Weg Bernard Aucouturiers, und ebenso werden Mosaiksteinchen des Weges der Verfasserin sichtbar. Darin verbergen sich dann auch die „Weg-Gründe“ als Gründe weg von gewohnten Sichtweisen, weg von Lebensumständen von Kindern, die ihnen Leben vorenthalten und sie – in der paradoxen Form störenden oder gestörten Verhaltens – sich selbst entfremdet werden lassen.

All diese Gründe zusammengenommen geben Einblicke in ein Geflecht von Erfahrungen und Erkenntnissen, die den Umgang mit gestörten Beziehungen auf individueller und gesellschaftlicher Ebene in ein neues Licht rücken. Leiten läßt sich die Autorin von der Praxis und Theoriebildung Bernard Aucouturiers und dessen Verständnis psychomotorisch-therapeutischer Intervention. Als unausgesprochener Hintergrund fungiert die Tradition der französischen Denker wie Jean-Paul Sartre, Gabriel Marcel und Maurice Merleau-Ponty und deren Verständnis des Menschen als einem leiblichen Wesen: Sartre, der so eindringlich gezeigt hat, wie der Mensch durch den Blick des anderen konstituiert wird, Marcel, der vom Körper-Haben und Leib-Sein spricht, und schließlich Merleau-Ponty, der als der Philosoph des Leibes aufspürt, wie der „Geist“ sich in einem persönlichen Leben durch seinen Leib hindurch formt.

Wenn in diesem Zusammenhang von Körper die Rede ist, so wird damit nicht der Körper als Objekt naturwissenschaftlichen Denkens gemeint, sondern es geht hier um „jemandes Leib", durch den der Mensch schon vor aller Reflexion die Welt versteht und durch den er immer schon in der Welt situiert ist. Die deutsche Sprache hat hier diese Möglichkeit des unterscheidenden Ausdrucks durch die Begriffe „Körper" und „Leib", während das Französische nur „le corps" kennt. Solche sprachliche Unterscheidungen können Fingerzeige auf wesentliche Nuancen sein, wie sie sich auch an Begriffen wie „Motorik/Sensorik" und „Bewegung/Wahrnehmung" ablesen lassen. Obgleich als Fachtermini allgemein unhinterfragt akzeptiert, klingt bei Motorik/Sensorik noch etwas an von der objektiven, das heißt distanzierenden und von subjektiver Sinngebung abstrahierenden Einstellung zu sich selbst, den eigenen Potentialen und Bestimmungen, wogegen *Beweg*ung und *Wahr*nehmung schon im Begriff etwas von der personalen Anteilnahme und der Verantwortlichkeit für den *Weg* und das *Wahre* – ohne dies jetzt inhaltlich festlegen zu wollen – als immerwährende Aufgabe des Menschen ausdrücken. Diese Weisheit der Sprache wird im Text durch die anschaulichen Beispiele mit Inhalt gefüllt.

Und ein letzter Aspekt ist noch hervorhebenswert: das Handlungskonzept des vorgestellten Ansatzes. Stützt sich die Verfasserin im Theoriegebäude auf Aucouturier und ebenso im äußeren Arrangement des „psychomotorischen Raumes", so drückt sich in der Beschreibung der therapeutischen Begegnung mit den Kindern ihre ganz eigene pädagogische Authentizität aus. Sie gewinnt Gestalt in der Haltung: „Nicht die Diagnose steht im Vordergrund, sondern der Versuch, das Kind in eine Entwicklungsdynamik zu führen, in der es wieder Mut faßt, sich dem Umgang mit Menschen und Dingen anzunähern" (S. 65).

Wenn deutlich wird, daß die Sorge für junge Menschen, die mehr Schwierigkeiten haben als andere, die Seelentiefe des Kindes berühren und dessen Körper wahrnehmen muß, und dies vor dem Hintergrund gemeinschaftlicher Verantwortung zu geschehen hat, dann wird die Arbeit dem Anspruch gerecht werden, dem Ganzsein des Menschen nähergekommen zu sein, auch wenn dies von uns nie erreicht werden kann.

Prof. Dr. Walther Dreher
Heilpädagogische Fakultät
Universität zu Köln

Inhalt

Das Buch ist Madeleine und Dominique gewidmet, stellvertretend für alle Kinder, die es schwerer als andere haben, ihren Platz in der Welt zu finden.

„Worte sind Gefäße, die wir mit Erlebnissen füllen, doch diese quellen über das Gefäß hinaus. Worte weisen auf Erleben hin, sie sind nicht mit diesem identisch. In dem Augenblick, in dem ich ein Erleben vollständig in Gedanken und Worte umsetze, verflüchtigt es sich; es verdorrt, ist tot, wird zum bloßen Gedanken. Daher ist Sein nicht mit Worten beschreibbar und nur durch gemeinsames Erleben kommunikabel."

Erich Fromm, Haben oder Sein

Einführung

Kinder profitieren nicht nur von der „Wohlfahrtsgesellschaft“, dem materiellen Wohlstand und der individuellen Lebensgestaltung, sie leiden auch unter der einhergehenden Lockerung sozialer und kultureller Bindungen und dem Verlust an Wert- und Orientierungsmaßstäben. Sie leiden an sozialen Unsicherheiten und psychischen Irritationen.

Untersuchungen aus der kindlichen Sozialisationsforschung belegen, daß jedes zehnte Kind im Grundschulalter bereits an psychischen Störungen im Bereich Leistung, Wahrnehmung, Emotion und Sozialkontakt leidet. Nicht nur die chronischen Krankheiten wie Allergien, Asthma und Neurodermitis nehmen zu, sondern auch psychosomatische Beschwerden: Zunehmend mehr Kinder klagen über Kopfschmerzen, Nervosität, Unruhe, Rückenschmerzen, Konzentrationsschwierigkeiten, Schwindelgefühle, Eßstörungen, Magenbeschwerden und Schlafstörungen. Bei vielen Kindern sind psychische Störungen wie Hyperaktivität und Aggressionen oder auch Mattigkeit und Depressionen zu beobachten.

Diese Gesundheitsbeeinträchtigungen und Verhaltensauffälligkeiten drücken die Probleme aus, die Kinder und Jugendliche im Umgang mit dem eigenen Körper und der sozialen und dinglichen Welt haben. Sie zeigen, daß die Auseinandersetzung mit den heutigen Anforderungen und Herausforderungen nicht befriedigend gelingt. Bereits ein Viertel der Kinder im Grundschulalter bekommt Präparate zur Leistungssteigerung oder zur Verbesserung der Konzentrationsfähigkeit verabreicht.

Der Drogenkonsum von Kindern und Jugendlichen hat in den letzten Jahren drastisch zugenommen. Dabei geht es nicht nur um die sogenannte „stoff-gebundene“ Sucht, z. B. nach Zigaretten und Alkohol, sondern auch um „stoff-ungebundenes“ Suchtverhalten, zu dem beispielsweise die Konsum- oder Mediensucht zählt. Als unumstritten gilt heute, daß Suchtverhalten nicht als vererbte Krankheit zu verstehen ist, sondern aus einem Mangel an Beziehungs-, Konflikt- und Erlebnisfähigkeit resultiert. Nicht die Drogen sind also das vordringliche Problem, sondern die gestörten Beziehungen in der Familie, im Freundeskreis, in der Gesellschaft (vgl. Hurrelmann 1990).

Martin*, fünf Jahre, leidet unter Schlafstörungen und Unruhe. Er wird als hyperaktives Kind bezeichnet. Eltern und Erzieherinnen klagen darüber hinaus über seine Aggressivität, die mit weinerlichem Verhalten abwechselt. Martin wacht um 5 Uhr morgens

---

* Sämtliche Vor- und Nachnamen der im Buch erwähnten Kinder wurden geändert.

auf, wandert durch die Zwei-Zimmer-Wohnung, möchte spielen. Gegen 8 Uhr bringt die Mutter ihn zum Kindergarten. Die Familie ißt gemeinsam zu Mittag. Der Vater kommt von seiner Schicht zurück, die Mutter macht sich auf den Weg zu ihrer Arbeitsstelle. Am Nachmittag legt der Vater sich schlafen, Martin soll in dieser Zeit leise sein. Martin schaut fern oder legt sich eine Videokassette ein. Sein Kopf ist voll von wirren Phantasien über „Action, Fire“, gute und böse Comicfiguren, die sich in nie endendem Kampf gegenüberstehen. Rasch wechselnde Bilderfolgen, die die Kinder in Spannung halten. Der Handlungsablauf, die zu erzählende Geschichte ist dabei nebensächlich. Martin hat gravierende Sprachauffälligkeiten. Wenn seine Mutter am Abend von der Arbeit zurückkehrt, ist es für Martin Zeit, schlafen zu gehen.

Könnte er nicht wenigstens am Nachmittag draußen spielen? Es gibt einen Spielplatz in der Nähe. Um dort anzukommen, müßte Martin zwei stark befahrene Straßen überqueren. Wegen seiner Unruhe und Impulsivität haben seine Eltern Angst, ihn alleine dort hingehen zu lassen. Und Martin selbst möchte auch nicht. Bei all seiner Aggressivität und Unruhe ist er ein ängstliches Kind. Er hat Angst, daß seine Eltern weggehen, und er hat Angst vor anderen Menschen.

Von Martin werden wir an anderer Stelle in diesem Buch noch hören. Er ist eines der Kinder, die im Alter von vier bis sieben Jahren bei den Vorsorgeuntersuchungen im Kindergarten auffällig geworden waren und in der Folge an den psychomotorischen Stunden teilnahmen.

Pädagogen in Kindergärten und Grundschulen klagen heute über zunehmende Bewegungsunruhe, Konzentrations- und Ausdauermangel und geringes Sozialverhalten der Kinder. Kein ausreichendes Bewegungsangebot, Bewegungsmangel, eine hektische und schnellebige Zeit und zunehmende Beziehungslosigkeit stehen dem als gesellschaftliche Phänomene gegenüber. Der Ruf nach präventiven Maßnahmen wird laut. In diesem Zusammenhang bekommt die Psychomotorik eine besondere Bedeutung.

Die Psychomotorik versteht sich als ein Ansatz, „der den Zusammenhang von motorischen Abläufen und affektiven Prozessen betrachtet“ (Willke 1981, 40). Sie legt die Vorstellung der psychosomatischen Einheit des Menschen zugrunde und ist in diesem Sinne eine geeignete Möglichkeit, der Komplexität der Beeinträchtigungen der Kinder gerecht zu werden.

Jedoch gibt es nicht *die* Psychomotorik. Obgleich in den verschiedenen Ansätzen grundlegende Konzepte beispielsweise aus der Psychoanalyse, der Entwicklungspsychologie, der kindlichen Sozialisationsforschung als gemeinsames theoretisches Fundament dienen, sind die daraus gewonnenen Schlußfolgerungen für die Umsetzung in die Praxis, das heißt für das konkrete pädagogische und therapeutische Handeln unterschiedlich.

Ich möchte in diesem Buch den französischen Ansatz zur Psychomotorik von Bernard Aucouturier vorstellen. Meine Beschäftigung mit diesem Thema begann mit „Bruno“, dem ersten Bericht über eine psychomotorische Therapie und bislang einzigen ins Deutsche übertragenen Werk von Aucouturier (dt. 1982, 3. Aufl. 1999). Die Therapie mit „Bruno“ fand

1975 statt. Seitdem wurden die theoretischen und praktischen Konzepte von Aucouturier und seinen MitarbeiterInnen ständig verändert und weiterentwickelt. Diese Entwicklung möchte ich aufzeigen.

Es wird nicht möglich sein, alle Aspekte der Praxis und Theorie Aucouturiers darzustellen, es wird ein Ausschnitt, noch dazu ein subjektiver sein, in dem ich die Aspekte herausgreife, die nach meinem therapeutischen Verständnis die Bedeutung des Körpers für die Entwicklung des Menschen und die grundlegende geistige Haltung gegenüber den Menschen am besten widerspiegeln.

Psychomotorik zielt nicht auf die Wiederherstellung einer Funktion, das heißt auf den instrumentellen Aspekt, sondern besteht auf einer erweiterten Perspektive. Psychomotorik will und kann kein neues „Abhilfeprogramm" sein, das die von einer wachsenden Zahl von Psychologen, Medizinern und Pädagogen diagnostizierten Mängel und Störungen beheben will.

Als Antwort auf die psychosoziale Situation der Kinder geht es heute mehr denn je darum, daß Kinder einen Sinn in ihrer Existenz finden, sich selbst wertschätzen und tiefe zwischenmenschliche Beziehungen erleben und leben. Psychomotorische Praxis knüpft hier an. Sie basiert auf einer tragfähigen Beziehung zwischen Erwachsenem und Kind. Psychomotorische Praxis heißt, den eigenen Körper intensiv zu erleben und die bei immer mehr Kindern verschüttete Fähigkeit zu entwickeln, kommunikativ und kreativ zu sein. In diesem Sinne kann der Ansatz und das Denken von Aucouturier und seinen MitarbeiterInnen sowohl unter therapeutischen als auch unter präventiven Gesichtspunkten einen besonderen Beitrag leisten.

Erster Teil

Die Entwicklung der psychomotorischen Praxis und Theorie von Bernard Aucouturier

„Jede Pädagogik, die sich nicht erneuert, verhärtet schnell" (Aucouturier/Lapierre 1984a, 7). Mehr oder weniger offene Routine, die Sicherheit, die ein festgelegtes methodisches Vorgehen dem Praktiker bietet, und Ziele, die es zu erreichen gilt, begrenzen in jedem Augenblick eine authentische psycho-pädagogische Arbeit. „Wir mißtrauen schönen psycho-pädagogischen Theorien, die auf *einer* abstrakten Konzeption von *der* Psychologie des Kindes beruhen; die Praxis ist also nur die Durchführung der Theorie, die sie zu bestätigen sucht" (S. 11).

Bernard Aucouturiers Vorgehensweise ist umgekehrt. Er geht von seiner praktischen Arbeit mit Kindern und Erwachsenen aus. Auf der Grundlage dieser pädagogischen Erfahrungen entwirft er seine Theorie und entwickelt sie weiter. Zwar wendet er sich von Zeit zu Zeit Konzepten von Freud, Wallon, Piaget, Rogers, Lacan u. a. zu, wenn sich diese Konzepte mit seinen eigenen Beobachtungen decken. Aucouturier gehört aber keiner Schulrichtung an. Er will nicht abhängig sein, weder von einer „Ideologie" noch von einer Methode. „Unsere Theorie lebt von der ständigen Dialektik von Denken und Handeln" (1984a, 12). „Nichts ist bei dieser dialektischen Konstruktion jemals vollendet, nichts ist endgültig (...). Unsere Forschungsarbeit unterliegt einer ständigen Entwicklung" (1999, 10).

Bernard Aucouturier, geb. 1934, ist von seiner Grundausbildung her Sportlehrer. Seit über 20 Jahren beschäftigt er sich mit der Konzeptionierung eines eigenständigen Ansatzes in der französichen Psychomotorik. Aucouturier leitet das „Centre d'Education Physique Specialisée" in Tours, das früher ein Zentrum für Schulsonderturnen und Leibeserziehung war, in dem Kinder mit den unterschiedlichsten motorischen Auffälligkeiten behandelt wurden – heute werden dort Kinder mit motorischen und/oder Verhaltensauffälligkeiten, mit Schul- und Lernschwierigkeiten, mit autistischen Zügen oder geistiger Behinderung aufgenommen und betreut. Auch am „Centre Régional de l'Aide à l'Integration Scolaire" unterrichtet Aucouturier, einem regionalen Förderzentrum für schulische Integration.

Aucouturier ist Co-Autor mehrerer Werke zur psychomotorischen Erziehung und Therapie. Im Rahmen seiner Forschungen wurden ihm mehrere Auszeichnungen verliehen, u. a. der „Académie Nationale de Médecine" (1971). Er ist Gründer und Präsident der „Association

Européenne des Ecoles de Formation à la Pratique Psychomotrice“, einer europäischen Vereinigung aller Schulen, die nach seinem Ansatz arbeiten. In diesem Zusammenhang führt er zahlreiche Aus- und Fortbildungsveranstaltungen in Europa und Südamerika durch.

Im Zuge ihrer Entwicklung und Konzeptionierung fand die Psychomotorik in den 60er Jahren[1] neben dem therapeutischen Bereich auch Eingang in den Erziehungsbereich der Vor- und Grundschulen, dort insbesondere bei den Sportlehrern, die sich zunehmend gegen eine mechanistische und leistungsorientierte Vorstellung vom Körper aussprachen. Ein Teil von ihnen gründete die „Société française d'éducation et de rééducation psychomotrice“ (Französische Gesellschaft für psychomotorische Erziehung und Therapie). Zu ihren Vertretern zählen Soubiran, Mazo, Diamand, Vayer, Le Boulch, Lapierre, Aucouturier, Azemar, Murcia, Le Camus u. v. a. Konzepte zur psychomotorischen Übungsbehandlung werden erstellt. Jean Le Boulch (1965) entwickelt seine „méthode psychocinétique“, über die die motorischen Grundfähigkeiten (Bewegungskoordination, Körperschema, räumliche und zeitliche Wahrnehmung) von Kindern im Grundschulalter gefördert werden sollen. Eine ähnliche Konzeption erstellt Pierre Vayer (1965) für Kinder im Vorschulalter. Die Strukturierung des Körperschemas wird dabei als wichtigstes Element für die kognitive Entwicklung des Kindes betrachtet.

Auf der Grundlage dieser Konzepte entwickeln Bernard Aucouturier und André Lapierre eine Pädagogik, die die kognitiven Prozesse des Kindes über seine motorische Aktivität zu fördern sucht. Es handelt sich dabei um Bewegungsangebote, über die die elementaren Vorstellungen von Größe, Geschwindigkeit, Richtung, Intensität usw. erlebt werden sollen.

Gelingt die Integration dieser Begriffe nicht, behindert dies die gesamte psychische Entwicklung. „Ein Beispiel: Die Begriffe ‚vorher – nachher‘, also die Wahrnehmung der Vorzeitigkeit und eines späteren Zeitpunktes hat mehr oder weniger implizit mit der Organisation des Raumes zu tun. Sie wird sich unweigerlich beim Lesen-Lernen, Schreiben, Zählen, Rechnen (...), in der Logik, Mathematik, im Rhythmus, der Musik, dem Tanz etc. unter Beweis stellen.“ So heißt es in den „Kontrasten“ (1974), dem ersten Werk von Aucouturier und Lapierre, der ersten Etappe ihrer Beschäftigung mit der Psychomotorik. Trotz dieser noch und ausschließlich instrumentalen Vorstellung vom Körper deuten sich schon in diesem frühen Werk einige Grundgedanken an, die auch heute noch Gültigkeit besitzen. So wird z. B. die Bedeutung der Erlebnis- und Kommunikationsfähigkeit der Kinder betont. Mit Piaget verweisen die Autoren auf den emotionalen Aspekt in der kognitiven Entwicklung der Kinder: „Die Affektivität ist Motor (oder Bremse) der Intelligenz“ (S. 23). Vom Erzieher wird Respekt vor der Persönlichkeit des Kindes und aufmerksame Beobachtung und Hörbereitschaft gefordert. Mit einem Tolstoi-Zitat: „Man hat die Wahl zwischen einer Schule, in der es für den Lehrer leicht ist zu unterrichten, und einer Schule, in der es für die Kinder leicht ist zu lernen“ (S. 6). Aucouturier und Lapierre sprechen sich gegen eine Pädagogik aus, die sich an chronologischen Altersnormen und nicht an der individuellen Entwicklung des Kindes orientiert. Nicht das Gelingen einer bestimmten Übung steht im Vordergrund, sondern der Wert der Kreativität, die kreative Entfaltung der Kinder an sich.

Hier findet sich bei Aucouturier und Lapierre noch eine deutliche Diskrepanz zwischen der geistigen Grundhaltung gegenüber dem Kind, ich möchte sogar allgemein sagen, gegenüber dem Menschen und seiner Entwicklung einerseits, und dem methodischen Vorgehen in der Praxis andererseits. Noch geht es um Wissenserwerb und Methoden zur Förderung des schulischen Lernens, in der Folge wird es zunehmend mehr um die Suche nach den Grundlagen für eine reife und harmonische Persönlichkeitsentwicklung des Kindes gehen.

In dem Mitte der 70er Jahre erschienenen Therapiebericht von „Bruno“, auf den ich hier nicht weiter eingehen möchte, da er in deutscher Sprache der interessierten Leserschaft zugänglich ist, grenzen sich die Autoren klar von einer „instrumentalen Heilpädagogik“ ab (1999, 26), die sie selbst noch einige Jahre zuvor praktiziert haben.

„Diese Konzeption war im wesentlichen normativ und rationalistisch (...). Lange Zeit haben wir diese Form der Heilpädagogik praktiziert und zu verbessern gesucht; dabei sind wir aber auf die folgenden Widerstände gestoßen, die unserer Meinung nach der Konzeption inhärent sind. Zunächst einmal auf den Widerstand der Kinder, manchmal offener Widerstand, bei verhaltensauffälligen und sehr intelligenten Kindern, die ihr ‚Symptom‘ nachdrücklich verteidigt haben, aber oft auch auf unbewußten Widerstand, der sich in Form von Passivität (Unaufmerksamkeit, Desinteresse) ausdrückte oder sich hinter einem scheinbar guten Willen verbarg (...), der den Mißerfolg um so unerklärlicher machte. Einige Kinder sind deutlich unfähig, den linearen Raum zu organisieren und zu strukturieren, der für das Lesen und Schreiben notwendig ist, und jedes noch so sorgfältig und rational geplante Vorgehen ändert daran nichts. Wenn die Blockade nicht rationaler Ordnung ist, ist sie einer rationalen Programmierung auch nicht zugänglich. Defizite im Bereich der Raum-Zeit-Organisation beispielsweise (und die Schulschwierigkeiten, die diese ausdrücken) sind nur der offensichtliche Widerschein, der Ausdruck einer viel tieferen Störung, die sich ‚anderswo‘ situiert. Dieses Anderswo ist vielleicht die Unsicherheit in einem affektiven Raum, der ungenügend im Bezug zum anderen und den Objekten gelebt wurde“ (1984a, 14 f.).

In der Folge gehen Aucouturier und Lapierre davon ab, die Übungsstunden mit den Kindern vorzustrukturieren. „Die Nicht-Progammierung der Aktivitäten ist ein allgemeines und wesentliches Prinzip unserer Arbeit. Nur so kann sich eine direkte, spontane und nicht durch Anweisung vermittelte Kommunikation einstellen, die die Beziehung mit dem anderen hervorhebt“ (S. 99). Den spontanen Aktivitäten der Kinder wird ein zunehmend größerer Freiraum eingeräumt, und die Aufgabe des Erziehers ist es, die jeder spontanen Handlung innewohnende Symbolik zu verstehen. Das Buch „Die Symbolik der Bewegung" (1984a) beschreibt die Entwicklungsetappen und insbesondere die Entwicklungsdynamik zwischen Mutter und Kind. Diese Dynamik hat entscheidenden Einfluß auf die späteren symbolischen Ausdrucksformen (beispielsweise den verbalen, plastischen, graphischen und sonoren Ausdruck). Die symbolische Dimension spontanen motorischen Verhaltens steht im Mittelpunkt dieses Buches und vermittelt ein verändertes Verständnis von der Entwicklung des Kindes. „La symbolique du mouvement" ist daher das Grundlagenwerk für den psychomotorischen Ansatz von B. Aucouturier.

Im Zuge der gewonnenen Erkenntnisse wenden sich die Autoren psychoanalytischen Konzepten zu. Das „Unbewußte" wird Thema ihrer Forschungen. Sie entwickeln die Theorie vom „Mangel an Körper" – 1978 erschienen in dem gleichnamigen Werk „Le manque au corps". In diesem Buch geht es um eine vertiefte Analyse der phantasmatischen[2] Problematik des Körpers, um Bilder, die auf den Körper bezogen sind, die nichts mit seiner physischen Realität zu tun haben, sondern aus dem psychischen Erleben des Menschen herrühren. Dort heißt es: „Die instrumentale Heilpädagogik arbeitet unter dem Blickwinkel eines Mangels am ‚Haben'. Sie stürzt sich sofort auf die Mängel, nicht auf ihren Ursprung. Die psychomotorische Therapie dagegen untersucht die Problematik des Mangels an ‚Sein'" (S. 21). Eine psychomotorische Praxis wird begründet, die auf einer phantasmatischen Dimension vom Körper und seinen Handlungen basiert. Dabei rückt der Körper des Erwachsenen in der Arbeit mit dem Kind in den Vordergrund. Der Körper des Therapeuten wird symbolischer Ersatz für den Körper der Mutter und des Vaters; manchmal alternativ oder zeitgleich Ersatz für beide. „So bringt der Körper des Therapeuten für das Kind zum Ausdruck, was es nicht durchlebt hat, was es zu viel oder schlecht durchlebt hat" (1978, 75).

Dieser Einschitt in der Theorieentwicklung und Formulierung einer psychomotorischen Praxis bringt es mit sich, daß die Rolle und Ausbildung des Psychomotorikers[3] völlig neu überdacht werden muß. Der Psychomotoriker muß zunächst einmal seinen eigenen Körper erleben und verstehen lernen, bevor er den Körper des Kindes verstehen und spontan und bewußt auf seine Bedürfnisse reagieren kann. „Die Ausbildung muß ermöglichen, daß

- der Psychomotoriker sich seiner eigenen körperlichen Problematik in der Beziehung zum anderen bewußt wird,
- die eigenen tonischen Widerstände vermindert oder überwunden werden, um körperlich disponibel zu sein, fähig, sich den tonischen Be-

dürfnissen anzupassen und die Phantasmen des anderen widerzuspiegeln, ohne daß dieser andere Objekt der eigenen Bedürfnisse wird,
- der Psychomotoriker sich seiner eigenen phantasmatischen Beziehungen zur Welt, dem Raum und den Objekten bewußt wird" (1978, 6).

Der Psychomotorik-Therapeut muß seine körperlichen Hemmungen überwinden und Zugang zu einem auf den Körper bezogenen Denken finden, zu einem freien, aber dennoch bewußten Erleben. Indem sie über das eigene körperliche Erleben assimiliert werden, können sich die nonverbalen Kommunikationsformen als tragende Hilfe in die Beziehung integrieren.

So bildet sich in dieser dritten Etappe des Suchens die Theorie weiter aus, die Arbeit mit den Erwachsenen gewinnt an Bedeutung. Aucouturier erkennt die Mängel, die diesem Stadium der Entwicklung anhaften. Er kritisiert an diesem letzten, gemeinsam mit Lapierre verfaßten Werk, daß die theoretische Konzeption und die Praxis mit dem Kind immer noch nicht genügend übereinstimmen. Des weiteren warnt er davor, psychomotorische und psychoanalytische Praxis miteinander zu verwechseln (Aucouturier et al. 1984b, 12). Aucouturier will die Psychomotorik als eigenständige und spezifische Therapieform abgrenzen und darüber die Identität des Psychomotorikers festigen. In „La pratique psychomotrice" (1984b) werden deshalb Ausbildungsinhalte sowie die Intervention und Haltung des Psychomotorikers gegenüber dem Kind genauestens analysiert und beschrieben.

Die Psycho-Motorik wird in ihrer Bedeutung wörtlich und ernst genommen: Neben dem Körperausdruck wird auch das symbolische Spiel des Kindes als Möglichkeit der Projektion der Phantasmen betrachtet und in die Praxis integriert. Dabei soll der Psychomotoriker dem Kind lediglich als Spiegel dienen und ihm ermöglichen, seine Phantasien zum Ausdruck zu bringen. Deutungen, wie beispielsweise in der analytischen Spieltherapie nach Melanie Klein, werden zu diesem Zeitpunkt ausdrücklich abgelehnt. Das Problem der Übertragung wird ebenfalls abgeschwächt. Im Vorwort von „La pratique psychomotrice" bezieht sich Jean de Ajuriaguerra auf die Perspektive von C. R. Rogers. Über eine verständnisvolle Haltung gegenüber dem Klienten verschwinde demnach das Phänomen der Übertragung (1984b, 7).

Inzwischen sind Deutungs- und Übertragungssituationen in die psychomotorische Therapie integriert. Das Bestreben, eine eigene Identität zu finden, mag mit der Abwehr psychoanalytischer Konzepte zu jener Zeit zusammenhängen. „Seit vielen Jahren sucht sich die Psychomotorik zu etablieren, und trotz der offiziellen Berufsanerkennung herrscht große Verwirrung sowohl im praktischen als auch im theoretischen Bereich. So hat sie sich lange nicht wirklich als spezifische Praxis erlebt: Ihr Verdienst – abgesehen von diesem Unvermögen, sich zu definieren – hat viele unterschiedliche Praktiker zusammengeführt, die den Körper als vorrangige Zugangsmöglichkeit in der Behandlung der unterschiedlichsten Störungen der Persönlichkeit betrachten. Diese Zusammenarbeit (...) hat zur Ausarbeitung eines Rahmens, von Prinzipien und Strategien geführt, die für uns Basis der psychomotorischen Praxis sind. Sicher finden sich Elemente unterschiedlichster Theorien darin, aber wir haben ihnen einen neuen Sinn gegeben und sie in eine neue theoretische Struktur integriert, um ein kohärentes Gesamt zu bilden" (1984b, 258 f.).

Indem die psychomotorische Praxis nun ihr eigenes theoretisches Fundament besitzt und sich als eigenständig und identisch erlebt, muß sie sich nicht mehr so stark gegen die Psychoanalyse abgrenzen und kann sie als eine der Grundlagen anerkennen.[4] Spiegeln Körper und Bewegung eines Menschen nämlich seine charakteristischen Persönlichkeitsmerkmale wider – und davon geht die Psychomotorik aus –, dann liegt die Orientierung an psychoanalytischen Grundkonzepten nahe, die Störungen am und im Körper und in den Bewegungen eines Menschen auf Konflikte in der non- und präverbalen Phase zurückzuführen.[5]

Die Psychomotorik-Therapeutin bezieht folglich nonverbale Kommunikationsformen mit ein (Aucouturier/Lapierre 1982, 29) und stützt sich auf zwei psychoanalytische Grundkonzepte: das Konzept der Übertragung und die Beschäftigung mit dem „Körperbild".[6] Zwar gibt es Positionen, die die Ansicht vertreten, es stelle aufgrund des Berührungsverbotes einen „Mißbrauch" dar, wenn sich „Körpertherapeuten" auf die Psychoanalyse berufen, um ihre Methoden zu untermauern (Anzieu 1991, 186). Diese „Berührungsängste" bringen die Psychoanalyse aber auch oftmals in ein Dilemma. Bei vielen Patienten, die in psychosomatischen Ambulanzen Hilfe suchen, kommt keine Psychotherapie zustande, weil die Kommunikation zwischen Arzt und Patient nicht möglich ist. Der Grund ist darin zu suchen, daß insbesondere bei gewissen neurotischen und psychosomatischen Erkrankungen pathogenetisch eine Fixierung oder Regression auf eine frühkindliche Entwicklungsphase vorliegt, in der die non- und präverbale Kommunikation im Vordergrund steht und der Prozeß des Symbolisierens noch unvollständig geblieben ist (vgl. Becker 1988, 71 f.).

Derzeit arbeitet Aucouturier mit Vertretern einer neuen psychoanalytischen Richtung in Frankreich zusammen. Zu ihnen gehören beispielsweise Gerard Mendel und Geneviève Haag. – Über die Gründung der „Association Européenne des Ecoles de la Pratique Psychomotrice" (Adresse s. S. 100 in diesem Buch), deren Vorsitz Bernard Aucouturier innehat, bildete sich ein europaweites Forum, das die immer umfassenderen Forschungsergebnisse und Erfahrungen aus Theorie und Praxis aufnimmt und diskutiert.

Die heutige Sichtweise Aucouturiers vom Körper des Kindes ist in etwa drei Jahrzehnten herangereift. Die theoretischen Konzepte sind in der Arbeit mit dem Kind entstanden und wurden immer wieder mit der Praxis konfrontiert und modifiziert. Aucouturiers Bestreben war und ist es weiterhin, eine Praxis zu definieren, die mit der theoretischen Betrachtungsweise harmoniert und kongruent ist. Jede Pädagogik, die sich nicht erneuert, verhärtet schnell. Seine Suche geht weiter.

Der Körper und seine Bedeutung für die Entfaltung des Menschen bleibt Ausgangspunkt und Gegenstand der Betrachtung. „(...) das menschliche Wesen in all seinen Dimensionen, in all seinen Aspekten, ist ein psychomotorisches Wesen, ein Körper, der denkt, phantasiert und handelt (...). An der Oberfläche, dem deutlich sichtbarsten Niveau, der instrumentale Körper: Gleichgewicht, Gesamtkoordination, Auge-Hand-Koordination, Lateralität usw. Dann das ganze kognitive Substrat, verbunden mit der Willkürmotorik, der Handlung, den senso- und perzeptiv-motorischen Erfahrungen: der Körper an sich, das Körperschema, die Raum-Zeit-Organisation. Noch tiefer die gesamte tonische, unwillkürliche, spontane Organisation, die integrierender Bestandteil des affektiven und emotionalen Erlebens ist, notwendigerweise gebunden an die Triebe, Verbote, beziehungsmäßigen Konflikte, verbunden mit dem Unbewußten; ein spontanes Handeln, dessen symbolische Bedeutung nicht ignoriert werden kann. Schließlich die gesamte phantasmatische Problematik, verbunden mit einem imaginären Erleben des Körpers in seiner Beziehung zum anderen und der Welt. Ein unbewußtes Imaginäre, das das gesamte beziehungsmäßige Leben bedingt“ (1978, 1 f.).

Die folgenden Ausführungen werden zu klären suchen, warum der Körper eine so wichtige Rolle in der Entwicklung des Menschen spielt und wie sich daraus die Begründung für einen Zugang über den Körper in der therapeutischen Praxis mit Kindern ableiten läßt.

Zweiter Teil

Theoretische Grundlagen für die psychomotorische Intervention

Die Bedeutung des Körpers in der Entwicklung des Menschen

Die Frage nach der Bedeutung des Körpers in der Entwicklung des Menschen reißt eine philosophische Grundfrage an: In der Erkenntnistheorie des Empirismus mit seinem Anspruch auf Objektivierung der Wissenschaften durch exakt naturwissenschaftliche Methoden wird der *Körper* als rein *instrumenteller* Körper, als reiner Funktionsträger betrachtet. Demgegenüber steht die Auffassung geisteswissenschaftlich orientierter Forschungsgebiete (beispielsweise der Existenzphilosophie und Phänomenologie) und einiger Richtungen der Gestaltpsychologie und Psychoanalyse, die die Sinnhaftigkeit des Körpers, des *Leibes*, betonen. „Vor allem die Existenzphilosophie (phénoménologie existentielle) hat einen wesentlichen Beitrag zu einem neuen Verständnis der menschlichen Leiblichkeit geleistet (…). Das gilt vor allem für Aussagen wie die, daß die Leiblichkeit des Menschen als eine grundlegende und ausgezeichnete Weise seines ‚In-der-Welt-Seins' zu gelten hat; daß wir mit und in unserem Leibe leben, er aber auch ‚Situation' für uns ist; daß er das Mittel unserer Weltbeziehungen darstellt; daß er uns unsere Welt ‚erschließt'; daß er kein Werkzeug ist, sondern im Grunde ‚ich' selbst" (v. Peursen 1959, 8 f.). Merleau-Ponty spricht von einem „wahrnehmend-wahrgenommenen", von einem „fühlend-gefühlten" Leib, durch den ein Subjekt sinnhaft zur Welt bezogen ist (1986, 176 ff.). Der Leib wird in dieser Hinsicht zur Grundlage der menschlichen Existenz.

In dem französischen Ansatz zur Psychomotorik wird der Körper ebenfalls nicht unter einem funktionalen, instrumentalen Aspekt betrachtet. Der Körper ist weit mehr: Über den Körper vollzieht sich die Fühlungnahme mit der Welt. Der Mensch erfährt und begreift die Welt über seinen Körper, nimmt sie über seine Sinne wahr und in sich auf, wird über seinen Körper in ihr tätig. Der Körper ist Bezugs- und Orientierungspunkt[7] in der Welt: Hier bin ich und dort ist der andere. Verliert ein Mensch den Bezug zu seinem Körper, verliert er sein Selbstgefühl und steht der Welt entfremdet gegenüber. Der Körper ist entscheidend am Aufbau der Identität eines Menschen beteiligt.[8]

So geht es zum einen um den Körper, der „die Welt" in sich aufnimmt. Zum anderen ist es Aucouturiers Anliegen, dem *expressiven* Aspekt des

Körpers, der komplexen Ausdrucksweise des Menschen über seinen Körper und die Bedeutung, die dieser Ausdruck innerhalb und für seine Entwicklung haben, nahezukommen und zu verstehen. „Le corps" im Sinne von Aucouturier ist demnach als der „gelebte" und „erlebende" Körper zu verstehen – in der deutschen Sprache als „Leib" (Waldenfels 1980, 37) beschrieben. Vor diesem Hintergrund müßten wir im folgenden richtiger vom „Leib" sprechen. Da es diese differenzierten Begriffsbestimmungen im Französischen aber nicht gibt, behalte ich den Begriff des „Körpers" bei mit der Bitte an die LeserInnen, die besprochenen Konnotationen von „Leib" dabei mitzudenken.

Um noch von einer anderen Seite auf eine Nuance der Unterscheidung von „Körper" und „Leib" aufmerksam zu machen, greife ich auf die Studien des Genfer Entwicklungspsychologen Jean Piaget zurück. Piaget hat beschrieben, welch fundamentale Bedeutung der Bewegung und Wahrnehmung, den sensomotorischen Prozessen, beim Aufbau der Intelligenz zukommt. Piaget nimmt bestimmte Entwicklungsstadien an: Während das Kind in der sensomotorischen Phase die Welt durch aktives Experimentieren entdeckt, erlangt es in den darauffolgenden Entwicklungsphasen bereits ein bestimmtes Vorstellungsvermögen, durch das es – im Zuge der Sprachentwicklung – allmählich zu symbolischem Denken gelangt. Diese Stadien gehen dem Stadium des operationalen Denkens voraus. Um zu operationalem Denken fähig zu werden, muß das Kind sich „dezentrieren" können. Dezentrierung kann man definieren als die Fähigkeit, sich handeln zu sehen, seine Handlungen zu repräsentieren, ein Bild von sich in einer Handlungssituation zu haben. Eine kontinuierliche Entwicklung des Körperschemas bildet die Voraussetzung dafür, daß das Kind seinen Körper in der Bewegung wie in der Bewegungslosigkeit in Raum und Zeit repräsentieren kann. Die Fähigkeit, sein eigenes Tätigsein beobachten zu können, bedeutet Distanz-Gewinnen zu einem rein emotionalen Welterleben. Der Abstand von eigenen Emotionen und Projektionen schafft die Voraussetzung, Vergleiche und logische Beziehungen zwischen sich und Objekten herzustellen. Operationales Denken wird möglich (vgl. Esser 1988). Eine konkrete Kenntnis vom Körper ist wichtig, damit das menschliche Gehirn abstrakte Vorgänge verarbeiten und kognitive Entwicklung stattfinden kann (Piaget 1969, 7).

Aus den Studien Jean Piagets läßt sich leicht die Begründung für einen instrumentalen Umgang mit dem Körper herleiten, wie es beispielsweise auch in den „Kontrasten", dem frühen Werk von Aucouturier und Lapierre der Fall ist. Das pädagogisch-therapeutische Vorgehen erschöpft sich in Trainings- und Übungsprogrammen, die ein möglichst gutes Körperschema beim Kind zu entwickeln suchen. Die Überlegung dabei ist, daß ein Kind, das über seinen Körper sensomotorisch verfügt, in der Welt tätig werden und sich neuen Situationen und Anforderungen stellen kann. Dabei wird meiner Meinung nach jedoch außer acht gelassen, daß der Körper sich über die Beziehung zum anderen strukturiert, daß der Körper in seinem Ausdruck nur in der Beziehung zum anderen zu verstehen ist. Nur über den Austausch mit dem anderen kann der Mensch sinnvoll und nachhaltig in seiner Entwicklung unterstützt werden.

Piaget hat die Entwicklung des Kindes im allgemeinen beschrieben. Sein Thema war nicht die Klärung der Frage, was die Ausbildung eines adäquaten Körperbewußtseins verhindert und was Störungen und Beeinträchtigungen am Körper für den einzelnen Menschen bedeuten.

Mit der Freudschen Grundauffassung übereinstimmend, daß menschliches Verhalten einen Sinn habe, ist der französische Ansatz zur Psychomotorik von Bernard Aucouturier ein verstehender Ansatz, der von der Sinnhaftigkeit menschlichen Verhaltens ausgeht und nach dem tiefenpsychologischen Aspekt gestörter kindlicher Entwicklung forscht.

Somatische Expressivität

Psychomotorische Praxis möchte das Kind in der Entfaltung seiner Gesamtpersönlichkeit unterstützen, das heißt die harmonische Entwicklung verschiedener Komponenten der Persönlichkeit – gemeint sind die leiblich-seelisch-geistigen Prozesse – begünstigen. Weit stärker als in späteren Entwicklungsphasen erfühlt und erfaßt das Kind bis zum Alter von sieben, acht Jahren die Welt über den Körper. Es setzt die Dinge in Bezug zu seinem Körper, seine Handlungen basieren nicht in erster Linie auf Vorüberlegungen, der Prozeß der Dezentrierung ist noch nicht abgeschlossen. Das Kind drückt sich über den Körper und dessen Somatisierungen aus. Aucouturier spricht von „somatischer Expressivität“. Diese „auf den Körper bezogene Ausdrucksfähigkeit“ gründet in den sinnlichen Empfindungen und Wahrnehmungen, in der Motorik, im Tonus, den Emotionen und in dem tiefgreifenden Erleben, das ans Unbewußte gebunden ist – sie gründet in einem Körper mit Empfindungen und mit einem Unbewußten, das sich ausdrückt über die Motorik, über Psycho-Motorik.

In psychomotorischer Praxis geht es nicht nur um die Motorik des Kindes, sondern um das Kind als „Ganzes“ in seiner Beziehung zur Außenwelt:

„Wir müssen das Kind als ein ganzheitliches Wesen betrachten und der Versuchung widerstehen, es ‚in Teile zu zerlegen‘. Eine ganzheitliche Sichtweise vom Kind, die Anerkennung seiner psychomotorischen Expressivität, konstituiert bereits eine Geisteshaltung, die dem Psychomotoriker eigen ist, und determiniert eine bestimmte Haltungs- und Handlungsweise in psychomotorischer Erziehung und Therapie. Bis jetzt wurde diese ganzheitliche Sicht vom Kind zu oft zugunsten sogenannter ‚psychomotorischer' Techniken übersehen, die meiner Ansicht nach noch sehr dualistisch sind und das Psychische vom Motorischen trennen; wir müssen uns aber Praktiken zuwenden, die die existentielle Dynamik von Psyche und Soma anerkennen" (Aucouturier et al. 1984b, 14).

Aucouturier wählt den Begriff der somatischen Expressivität und beschreibt so die körperliche Ausdrucksfähigkeit des Kindes als seine besondere und originäre Art, auf der Welt zu sein. Bereits in den ersten Lebensmonaten läßt sich beobachten, daß jedes Kind eine eigene Art und Weise hat, sich zu bewegen, fortzubewegen und zu handeln, eine eigene Mimik und Gestik, einen eigenen Tonfall, kurz: ganz eigene, seiner Person eigene Ausdrucksformen. Diese Ausdrucksformen hängen entscheidend mit den bis dahin gemachten, individuellen Erfahrungen des Kindes in seiner leiblich-seelisch-geistigen Entwicklung zusammen.

Die individuelle Ausdrucksweise eines Kindes ist Grundlage psychomotorischer Praxis. Sie wird respektiert und als sinnhaft anerkannt.

„Denn es gibt keine Handlung ohne Grund, und das, was ein Kind spontan tut, entspricht immer seinen tiefen Motivationen. An uns liegt es, zu verstehen, was dieses Tun wirklich ausdrückt – und dadurch durch unser eigenes Tun zu antworten" (Aucouturier/Lapierre 1999, 27).

„Das wesentliche Grundprinzip, auf dem unser ganzes Konzept beruht, ist die ständige Anpassung an die Entwicklung des Kindes, nicht des Kindes im allgemeinen, sondern dieses einen Kindes, das hier vor uns ist, gerade in diesem Augenblick, mit seinem genetischen Potential, seiner psychologischen Vergangenheit und seiner existentiellen Zukunft. Dadurch ist jede Nachahmung eines Modells ausgeschlossen" (1999, 71).

Im Zentrum einer psychosomatischen Sichtweise steht folglich immer der Mensch mit seiner einmalig individuellen Eigenart und seiner unwiederholbaren Lebensgeschichte. Wenn der Körper in der Entwicklung des Menschen eine so bedeutsame Rolle spielt, stellt sich die Frage, was ein gefestigtes Bild vom eigenen Körper – als Voraussetzung für die Identitätsentwicklung – und ein positives Bewußtsein vom Körper beeinträchtigen oder verhindern kann.

Die Ganzheit des Körpers und sein Mangel

Schließt man die Augen und besinnt sich auf seinen eigenen Körper, werden einem vielleicht Körperteile oder -zonen bewußt, die man mehr oder weniger gut spürt, unter Umständen überhaupt nicht spürt. Vielleicht denkt man auch an bestimmte Körperteile, die man an sich ungenügend, häßlich oder gar abstoßend findet. Den meisten werden die positiven und negativen Gefühle, die auf den eigenen Körper bezogen sind, vertraut sein. Die Gründe dafür sind nicht immer greifbar und bewußt.

Die Theorie vom „Manque au corps“ sieht in der Geburt und in dem Geburtstrauma, im Bruch der Verschmelzung zwischen Mutter und Kind, der zunächst körperlich vollzogen und erlebt wird, den Ausgangspunkt für ein existentielles Mangelgefühl am Körper. Aucouturier spricht vom „Phantasma der Unvollständigkeit“. Dieser ursprüngliche Mangel, ein „Mangel an eigenem Körper und auch eine Er-Mangelung des Körpers des anderen“ (Aucouturier/Lapierre 1978, 16) ist das ganze Leben über wirksam und wird vom einzelnen Menschen mehr oder weniger gut kompensiert.

Der Verlust der vorgeburtlichen „fusionellen Ganzheit“ mit der Mutter führt zunächst nicht zu einer Trennung von Ich und Nicht-Ich. Der Säugling ist vielmehr auf den intensiven Körperkontakt mit der Mutter angewiesen, um nach der Geburt ein einheitliches Körper-Ich entwickeln zu können.[9] Dieser „tonische Dialog“ vollzieht sich über motorische Phänomene und den Körperausdruck und ist Vorspiel des späteren verbalen Dialogs (Ajuriaguerra 1962, 43).

„Der tonische Körperdialog ist grundlegend, und seine Qualität beeinflußt das gesamte Werden des Kindes. Wahrscheinlich begünstigt dieses erneute Erleben einer verschmelzenden Ganzheit mit dem Körper des Erwachsenen, im Wechsel mit den motorischen und taktilen Erfahrungen der ersten Lebensmonate, mindestens in gleichem Maße, wenn nicht mehr als die visuellen Bilder, den Zugang zu einem einheitlichen und kohärenten Bild des Körper-Ichs“ (Aucouturier/Lapierre 1978, 14 f.).

Dieses Körper-Ich beginnt sich in den ersten Lebensmonaten zu einer einheitlichen Gestalt zu entwickeln.[23] Im steten Austausch zwischen dem Ich und der Welt entdeckt das Kind seinen Körper. Das Kind erlebt nun seinen Körper als vom Körper des anderen getrennt, sein Verhalten verändert sich tiefgreifend; es hört auf, „Baby“ zu sein. Dieser Entwicklungsabschnitt ist unerläßliche Voraussetzung für das Erreichen der Identität.

Für das Kind ist es existentiell notwendig, die körperliche Beziehung mit der Mutter als befriedigend und lustvoll zu erleben. Nur so kann es die zunehmende und unvermeidliche Auflösung des direkten Körperkontaktes meistern und über einen symbolischen Ersatz integrieren.

An die Stelle der vorwiegend körperlichen Kommunikation treten zunehmend mehr symbolische Kommunikationsformen. Der Kontakt mit der Mutter kann nun auch aus der Distanz über den Blick, die Stimme und die Geste aufrechterhalten werden. Es kommen Gegenstände hinzu, die zum Mittel des Austauschs werden. Schließlich erobert das Kind die Sprache als die abstrakteste Kommunikationsform.

„Die Übertragung auf das Objekt ist die Verlängerung der Geste, die Vergrößerung des Handlungsraumes. Das Objekt projiziert symbolisch das Ich in den Raum: das Objekt, das bald dem Raum ‚gegeben', bald dem anderen gegeben oder zugeworfen wird; der Schrei und später die Sprache und noch symbolischer der Gedanke, der sich gestisch, plastisch, verbal ausdrückt. Diese Projektion außerhalb von sich selbst ist fundamentale Basis für jedes Bedürfnis nach Ausdruck und Kommunikation" (Aucouturier et al. 1984a, 57 f.).

Die Handlungs- und Kommunikationsfähigkeit gründet im geglückten Austausch zwischen Mutter und Kind: nur im Austausch wird die Bewegung zur Geste, nur im Austausch bekommt das Verhalten Bedeutung.[10]

Gedanken und Gefühle vermitteln sich häufig nicht durch Worte, sondern durch Körperausdruck. Durch seine Muskel- und Gelenkrezeptoren nimmt das Kind wahr, wie man es anfaßt und hält, und was der, der es trägt, ihm gegenüber fühlt – es hat ein kinästhetisches Gefühl: „Es ist sehr wahrscheinlich, daß die Art, in der der einzelne Mensch sich bewegt, seinen Kopf, seine Schultern, seine Glieder und seinen Rumpf trägt, mit solchen frühen prägenden Erfahrungen zusammenhängt" (Montagu 1974, 73).[11]

Diese Studien zur frühkindlichen Entwicklung haben entscheidende Konsequenzen für das Verständnis von motorischen und Sprachauffälligkeiten in der psychomotorischen Praxis. Bei den motorischen Auffälligkeiten der Kinder ist immer auch der Aspekt des Dialogs und der Beziehung in der frühen Kindheit zu berücksichtigen; da die verbale Kommunikation sich auf der Basis nonverbaler Kommunikation entwickelt, müssen Sprachauffälligkeiten ebenso unter dieser Hinsicht untersucht werden. In der Interaktion mit dem Kind kann die Therapeutin auf den tonischen Dialog als frühe Kommunikationsform zurückkommen, um eine intensive Beziehung mit dem Kind einzugehen. Neben der Geburt kommt also dem intensiven Körperdialog zwischen Mutter und Kind zentrale Bedeutung zu. Es sind zunächst die peri- und postnatalen Erfahrungen, die als ursächlich für Beeinträchtigungen in der Wahrnehmung des eigenen Körpers angenommen werden.

Die immer umfassenderen Ergebnisse der pränatalen Forschung machen es erforderlich, auch die vorgeburtliche Lebenszeit des Menschen miteinzubeziehen: „Die Grundvoraussetzung psychoanalytischer Erkenntnisweise, aktuelles Erleben im Spiegel der individuellen Lebensgeschichte zu interpretieren, wies notwendigerweise in die Richtung, immer frühere Erlebniszusammenhänge aufzuklären (...), zunächst bis zum Zeitpunkt der Geburt und dann weiter bis zur Einbeziehung vorgeburtlicher Zustände" (Janus 1989, 1).

Pränatale Forschungen beschäftigen sich mit dem Bewegungs-, Wahrnehmungs- und Empfindungsvermögen menschlicher Föten im Uterus.

Heute geht man nicht mehr von der Vorstellung aus, daß das Leben im Uterus vollkommen geschützt ist. Den Fötus erreichen Gifte, Toxine, Drogen und emotionale Krisen der Mutter (Milakovic 1982). Der Fötus bewegt sich, springt, dreht sich, krabbelt, klettert, greift nach der Nabelschnur, schüttelt sie, lutscht am Daumen und kann seinen eigenen Körper berühren. Er schmiegt sich an die Wand der Gebärmutter an, kann aber auch seine Bewegungen einstellen, sich ganz ruhig verhalten und schlafen. Er kann schlucken, urinieren und seine Augen öffnen (Gidoni 1989). Föten können Schmerz empfinden und Temperaturunterschiede wahrnehmen (Verny/Kelly 1983, 30). Krüll (1989, 70 f.) spricht von einer fetalen Hörfähigkeit und fetalem Sehvermögen: Der Fötus reagiert auf Lärm, Musik und Lichtreize. Janus (1989) beschreibt, daß seelische Prozesse wie Freude, Angst, Sorge und Streß über die Hormonausschüttungen der Mutter vom Fötus wahrgenommen werden und Einfluß auf seinen Stoffwechsel über Herzfrequenz, Atemrhythmus und Bewegungsabläufe haben. Rottmann (1974) und Neumann (1949) heben den starken Einfluß hervor, den die Einstellung der schwangeren Mutter gegenüber ihrem Kind für die gesamte „Ich-Entwicklung und Welterkenntnis" hat.[12] Von Lüpke (1991, 59) nimmt beim Fötus eine frühe Form von Identität dann an, wenn er sich als „zusammenhängend", berührt und gehalten erlebt und vor Gefühlen geschützt ist, wie „in Stücke zerfallen zu können", „sich in einem grenzenlosen Raum aufzulösen", „keine Beziehung zum Körper", „keine Orientierung (zu) haben".[13]

Martin baut in einer Stunde ein Haus aus Schaumstoffblöcken. Ein großes blaues Laken dient als Dach und verhängt die Sicht von außen. Martin geht zu den beiden Baby-Puppen, es gibt eine weibliche und eine männliche Puppe im Raum. Er nimmt die weibliche Puppe und trägt sie in sein Haus. Dann füllt er sein Haus mit allen möglichen, beliebigen Gegenständen an, so daß er selbst gerade noch Platz darin findet.[14] Martin möchte in seinem Haus allein sein. Von außen höre ich ihn mit der Puppe sprechen, und es macht den Anschein, als versorge eine Mutter auf liebevolle und zärtliche Weise ihr kleines Mädchen. Eine Weile vergeht, dann plötzlich wirft Martin die Puppe heftig aus dem Haus heraus. Er ist zornig und ruft: „Ich will dich nicht mehr sehen!" Solche und ähnliche Spiele spielt er in unterschiedlicher Art und Weise immer wieder. Immer kommt darin ein geliebtes Mädchen vor, das behütet und gepflegt und dann mit heftiger Wut abgewiesen wird. Bringt Martin Spielzeug mit, sagt er: „Damit können auch Mädchen spielen!" Das neue T-Shirt mit den Walt-Disney-Figuren zeigt er mir mit dem Hinweis, daß es von Jungen *und* Mädchen getragen werden kann. Aus vielen ähnlichen Äußerungen schließe ich, daß Martin neben seinen vielen anderen Schwierigkeiten auch ein Problem mit seiner Geschlechtsidentität hat.

In einem Gespräch spreche ich die Eltern darauf an, ob sie möglicherweise ein Mädchen erwartet und gewünscht hatten. Die Mutter strahlt und bestätigt meine Vermutung. Die ganze Schwangerschaft hindurch war sie sicher, ein Mädchen zu bekommen. Sie sprach es auch schon mit Namen an. Einen Jungen zu bekommen, war für sie gar nicht vorstellbar, und dementsprechend geschockt und ablehnend verhielt sie sich in der ersten Zeit nach der Geburt. Sie erzählt, daß sie lange Zeit gebraucht habe, um sich mit Martin „abzufinden". Im Gespräch verliert die Mutter ihr Strahlen. Sie merkt

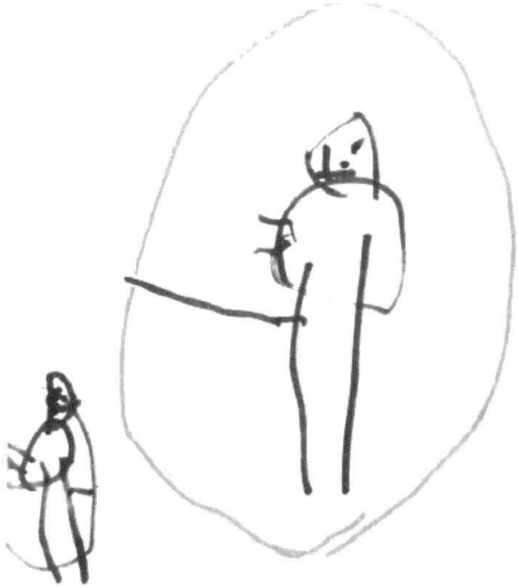

Abb. 1: Martin (5 Jahre) zeichnet „ein gefangenes Mädchen und einen gefangenen Jungen".

plötzlich, daß Martin Probleme damit hat, ihren Wunschtraum nicht erfüllt zu haben. Sie beginnt zu weinen und sagt: „Aber ich habe es ihm doch nie, nie gesagt, daß ich ein Mädchen wollte!"

Martin hat es trotzdem, auch ohne Worte, gemerkt. Vielleicht drückt er in seinem abgeschlossenen Haus, zu dem ich keinen Zutritt habe, seine pränatalen Erfahrungen aus: die Zärtlichkeit, mit der die Mutter ihr „Mädchen" erwartete, und die plötzliche Ablehnung, die Martin dann nach seiner Geburt erfahren hat. Die Zeichnung (Abb. 1) ist unmittelbar nach dieser Spielsequenz entstanden. Die kleinen Striche links an den beiden Körpern sollen die Arme sein, der lange Strich die „Schnur, die die Kinder gefangen hält". Martin nennt das Bild „Ein gefangenes Mädchen" (rechts, im Kreis) und „Ein gefangener Junge".

Auch Kevin, fünf Jahre, spielt im psychomotorischen Raum Geschichten aus, von denen er eigentlich gar nichts wissen kann. Kevin ist ein Kind, das wegen seiner Hyperaktivität ständig stört. Rast- und ruhelos klettert und springt er im psychomotorischen Raum. Er ist laut und appelliert an die ständige Aufmerksamkeit des Erwachsenen. Er hält den Erwachsenen ohne Unterbrechung in Atem, z. B. durch ein gegenüber realen Gefahren völlig distanzloses Verhalten. Er ist ein Kind, das man pausenlos im Blick hält. Provokativ klettert er in höchste Höhen im Raum und fragt: „Hättest Du Angst, Frau Esser, hier herunterzuspringen?" „Ja, hätte ich." „Ich nicht", behauptet er und wirkt doch so auf mich, als zittere er – wenigstens innerlich – „wie Espenlaub". Aber er geht über seine offensichtlichen Grenzen hinweg und springt: seine Art, Kontakt herzustellen und auch zu halten. Erst nach einiger Zeit, in der er sich in der Beziehung zu mir als Therapeutin sicher fühlt, drückt er die intensive Emotionalität bei diesen waghalsigen Sprüngen im symbolischen Spiel aus. „Ich falle und bin dann tot. Und Du bist die Mutter und bringst mich ins Grab."[15] Weitere, sehr präzise Anweisungen an mich lauten, manchmal um das ‚arme, tote Kind zu weinen' und manchmal so zu tun, als wäre ich in der Rolle der Mutter froh, daß es ihn nun gar nicht mehr gäbe.

Die Eltern haben ein sehr liebevolles Verhältnis zu Kevin und zeigten deutlich den Wunsch, ihm in seiner Entwicklung zu helfen, so daß ein Gespräch mit ihnen über dieses Thema, das ihn so stark fesselte, möglich war. Zunächst findet sich keine Begründung für Kevins Ängste und Todesphantasien. Nach einigen Wochen bittet die Mutter mich von sich aus um ein Gespräch, in dem sie mir mitteilt, daß sie selbst eine Therapie begonnen habe. Sie möchte mir die Gründe für ihre Entscheidung mitteilen. Kevin hat mit schockierender Genauigkeit die Zeit ihrer Schwangerschaft nachgespielt, in der die Mutter unter starken Depressionen gelitten hat, die sich in der Angst, „in ein großes, dunkles Loch zu fallen", ausdrückten. In ihrer Depressivität habe sie ihr Kind manchmal tot gewünscht und manchmal als letzten Halt euphorisch herbeigesehnt. Sie kann sich noch gut daran erinnern, daß ihr Kind schon im Mutterleib außerordentlich unruhig war. Kämpft Kevin möglicherweise schon vom ersten Moment seines Werdens gegen das bedrohliche Fallen in ein dunkles Loch, gegen die Depressionen seiner Mutter?[16] Zum Zeitpunkt des Gesprächs ist die Mutter selbst noch eine sehr unruhige Frau, die sehr viel spricht, nicht aufhören kann zu sprechen. Über ihren Sohn hat sie erkannt, daß sie immer noch gegen schwere Depressionen anzukämpfen hat und ihre Probleme großen Einfluß auf die Persönlichkeit von Kevin nehmen. Im ersten Schock konnte sie ihre Betroffenheit nicht zur Sprache bringen. Dann hat sie sich jedoch mit Konsequenz und Mut entschieden, ihren eigenen Problemen nicht mehr auszuweichen. Die Entwicklung von Mutter und Sohn hin zu in-sich-ruhenden Persönlichkeiten, die loslassen können, ohne Angst vor dem vollständigen Verlust des anderen zu haben, vollzieht sich seitdem trotz mancher Einbrüche und Rückfälle zeitgleich und zeitgleich positiv.

Die Ursache für verzögerte oder beschleunigte motorische Entwicklung ist nicht allein aus der Analyse der Motorik zu klären. Dieser Ansicht ist auch v. Lüpke, der sich dabei auf Milani Comparetti bezieht, für den die Motorik durch ihre Funktion für die Kommunikation als Bestandteil des Dialogs zwischen Umwelt und Kind bestimmt wird. Auch v. Lüpke regt zu der Frage an, ob Koordinationsstörungen in diesem Sinne als Kommunikationsstörungen verstanden werden können. Sind assoziierte Bewegungen oder ein erhöhter Muskeltonus möglicherweise als Schutz- oder Abwehrreaktionen innerhalb eines gestörten Dialogs aufzufassen und als Versuch, sich Stabilität und zusammenhängende Wahrnehmung zu verschaffen? Stellen Synkinesien den Versuch dar, sich selbst intensiver wahrzunehmen, wenn es an „Halt und bestätigender Wahrnehmung durch den anderen" fehlt? Von Lüpke weist darauf hin, daß es sich nicht um abgesicherte Resultate handelt, begründet aber die Suche nach neuen Konzepten bei Koordinationsstörungen mit der weiterhin unbewiesenen Hypothese des Hirnschadens. Er betont, daß nur schwerer, lang anhaltender Sauerstoffmangel erwiesenermaßen mit späteren Störungen korreliert. Bei „minimalen Schäden" stehen ausreichende Kompensationsmöglichkeiten zur Verfügung. Ob diese Möglichkeiten genutzt werden können, hängt vor allem von sozialen Faktoren ab (v. Lüpke 1988, 28).[17] Im Hinblick auf die Entwicklung einer einheitlichen Vorstellung vom Körper bezieht Aucouturier die pränatale Lebenszeit mit in seine Überlegungen ein:

„Im Uterus bedingen anatomische, physiologische und affektive Faktoren die Qualität des Austausches. Vom 5. Monat an gebraucht der Fötus seine genetische motorische Anlage in kreativer Art und Weise, was die Mutter mehr oder weniger gut erträgt. Die posturale Anpassung beider ist ein Vorspiel für einen intensiven tonischen Dialog nach der Geburt. Gute Austauschbedingungen, gute Kommunikationsbedingungen sind eine Garantie dafür, daß die Mutter das zukünftige Kind als eine Person betrachtet, die ein Potential für eine Trennung in sich trägt" (1989a).

Bei guten Austauschbedingungen kann das Kind sein Bewegungspotential entfalten. Das ist wichtig, denn über eine gut entwickelte Motorik hilft das Kind aktiv an seiner Geburt mit. Bewegungen des Sich-Umwendens, der Drehung, ein abgeschwächtes oder ausgedehntes Fallen, die Reibung der Haut und des Rückens an der uterinen Wand begünstigen eine Erotisierung der Bewegungen. Bei lustvollen Bewegungserfahrungen in der pränatalen Phase entsteht ein erster, vager und sehr individueller Entwurf einer körperlichen Einheit. Ein ungünstiges Milieu (beispielsweise bedingt durch einen Virus oder Schock während der Schwangerschaft) kann diesen Entwurf einer Körper-Einheit unter Umständen schwächen. Die Austauschbedingungen zwischen Mutter und Kind sind dann von vorneherein beeinträchtigt und erschwert. Unter Umständen wird das Bewegungsverhalten gehemmt oder beschleunigt.[18] Das Kind ist dann nicht angemessen auf die Geburt vorbereitet. „In diesem Fall sind die Sinnesorgane schon mehr oder weniger in Alarmbereitschaft" (Aucouturier 1989a).

Die Geburt wird heute nur mehr als Übergang betrachtet. Der Säugling muß sich sehr plötzlich an neue Lebensbedingungen anpassen und gewöhnen. „Dies bedeutet einen kompletten sensoriellen Umsturz: die Anpassung an die Schwerkraft, an plötzliche, nicht kontrollierbare Bewegungen, an die Trockenheit der Haut, an das Licht, die Kälte, die Gerüche, den Lärm und besonders den Durst (...). Der Säugling muß warten lernen und erfährt eventuell physischen Schmerz." In diesem diffizilen Prozeß der Anpassung werden unter Umständen bereits einige Körperzonen gestreßt und nicht in den sich entwickelnden Entwurf einer einheitlichen Vorstellung vom Körper integriert. „*Nur als lustvoll erlebte Zonen wirken an der Strukturierung des Körpers mit*" (1989a). Prä-, peri- und postnatale Erfahrungen nehmen dabei gleichermaßen Einfluß.

In der neuen psychoanalytischen Forschungsrichtung, der sich Aucouturier und seine MitarbeiterInnen geöffnet haben, geht es um „Urängste", die am Körper erlebt werden und die aus der prä- und perinatalen Periode des Lebens herrühren. Ausgehend von seinen klinischen Beobachtungen und Erfahrungen untersucht Aucouturier, wie sich diese ursprünglichen Ängste am Köper des Kindes später ausdrücken und welchen Einfluß sie auf die symbolischen Ausdrucksmittel (Sprache, Kontaktnahme, Beziehungsgestaltung) nehmen. Er nennt als ursprüngliche Ängste am Körper die Angst vor Auflösung, Verflüssigung (l'angoisse de liquéfaction), die Angst vor Häutung (l'angoisse de l'écorchage), die Angst vor der Schwerkraft und dem Fall (l'angoisse de la pesanteur et de la chute) und die Angst vor Verlust einer Körperhälfte (l'angoisse de perte d'un hémi-corps).

Aucouturier entwickelt Handlungskonzepte für die Arbeit im psychomotorischen Raum, um diesen Verlustängsten am Körper des Kindes zu begegnen und ihm Kompensationsmöglichkeiten anzubieten. Besonders die Zusammenarbeit mit der französischen Psychoanalytikerin Geneviève Haag hat ihn zu dieser Vertiefung seines Konzepts vom „Mangel am Körper" angeregt.

Was hat es dann aber mit den Zonen am Körper auf sich, die nicht in diesem sich entwickelnden Ganzheitsempfinden integriert sind? Bei Zonen, die das Kind nicht lustvoll erlebt hat, unterscheidet man zwischen ignorierten und annullierten Zonen. An den ignorierten Zonen wurde weder Lust noch Unlust gelebt, sie sind ohne Spannungen, ohne Schmerzen, ohne Tonus. Sie sind in der Beziehung zum Kind nicht genügend beachtet worden, und später genügt es, sie zu stimulieren, damit sie zum Vorschein kommen und in die Körper-Ganzheit aufgenommen werden können. Über sensomotorische Erfahrungsmöglichkeiten beispielsweise kann das Kind diese Zonen integrieren.

Die annullierten (das heißt für nichtig erklärten) Zonen dagegen sind verbunden mit einem beziehungsmäßigen Mangel in der Interaktion zwischen Mutter und Kind. Es sind Zonen, mit denen ein hohes Maß an Spannungen und Schmerzen, ein hohes Maß an Unlust verbunden ist. Solche Zonen entstehen beispielsweise durch die Phantasmatik der Mutter, durch tabuisierte oder abgelehnte Zonen und negative Erfahrungen an ihrem eigenen Körper. Auch über einen mißglückten Dialog zwischen Mutter und Kind bilden sich annullierte Zonen. Besonders betroffen sind Körperzonen, die primäre Funktionen haben wie die Atmung, die Nahrungsaufnahme, die Verdauung, aber auch der gesamte vegetative Apparat, der Seh- und Hörapparat, die Muskulatur usw. Die Spannungen und die dazugehörigen Emotionen, die als zu schmerzhaft erlebt wurden, werden in der Folge verdrängt. Durch die Verdrängung sind diese Zonen der Repräsentation, der Verbildlichung und dem Auftauchen in der Sprache nicht zugänglich, sogar „verboten"; sie behalten jedoch eine Einschreibung im zerebralen und somatischen Bereich. Sie werden „erinnert" (nicht bewußt). Sie bilden „das nicht-bewußte Gedächtnis des Körpers" (Aucouturier 1989b).[19] Diese Zonen sind von vorneherein fragil und später sensibler für Krankheitsattacken. Somatisierungen sind dann eine Reaktualisierung der unbewußten Geschichte des Körpers und besitzen damit bereits eine symbolische Dimension. Zur Repräsentation in Bild und Sprache kommt es aber erst, wenn die Blockierung überwunden ist.

Lucy ist fünf Jahre alt, als wir uns das erste Mal begegnen. Lucy ist ein sehr dünnes Mädchen mit auffallend blasser Hautfarbe. Sie wirkt ungepflegt, fast verwahrlost. Ihr ganzer Körper, besonders die Schulterpartie, ist verkrampft und hart. Alle Muskeln sind ständig angespannt. Überall hat sie Schrammen am Körper – Lucy kratzt an ihren Wunden, bis sie erneut bluten. Sie kaut an ihren Nägeln. An den Händen hat sie zahlreiche Warzen. Ihre Bewegungen sind unkoordiniert und fahrig. Meist läuft sie auf Zehenspitzen. Im Gesicht trägt sie ein ständiges Lächeln – dabei lächeln die Augen keineswegs, nur der Mund ist scheinbar zu einem Lächeln verzogen, maskenhaft. Ihre Sprache ist verwaschen und „nuschelig". Der Tonfall wechselt von weinerlich zu nörgelnd-quengelnd. Lucy ist kein ersehntes, gewolltes Kind. Ihre Mutter hat sie bekommen, als längst klar war, daß sie und ihr alkoholkranker Mann sich trennen würden. Die Trennung wird schließlich nach drei Jahren vollzogen. Die Zeit dazwischen ist von vielen Streitereien, Gewalttätigkeiten und tagelanger Abwesenheit wenigstens einer der beiden Elternteile gekennzeichnet. Lucy wird bereits im Säuglingsalter geschlagen und im verdunkelten Zimmer eingesperrt. Nach der Trennung der Eltern kommen sie und ihr älterer Bruder zu den Eltern der Mutter. Dort bleiben sie fast zwei Jahre, dann lernt die Mutter einen neuen Mann kennen und holt ihre Kinder zurück.

Lucy gibt ihr eigenes Alter mit „drei" an – dem Alter also, in dem sie von der Mutter getrennt wurde. In der medizinischen Diagnose werden Koordinationsstörungen, eine nicht altersgemäße Grob- und Feinmotorik, Sprachauffälligkeiten, mangelnde Konzentrationsfähigkeit und intellektuelle Auffälligkeiten beschrieben. Lucy kann bestimmte abstrakte Zusammenhänge nicht erfassen.

In ihren Zeichnungen kommt Lucys Lebensgeschichte deutlich zum Ausdruck. Das erste Bild malt sie an die Tafel, so daß ich es hier nur beschreiben kann. Sie malt sich selbst: die Augen, die Nase, den Mund, die Ohren, den Bauch, die Arme und Beine. Es ist ein Bild aus Punkten und Strichen, Punkten und Kreisen – die Teile schweben unzusammenhängend im Raum, sie sind nicht miteinander verbunden.

In ihrem gesamten Ausdruck im psychomotorischen Raum wird deutlich, daß erst ganz frühkindliche Bedürfnisse befriedigt werden müssen, bevor Lucys Entwicklung voranschreiten kann. Sie ist in der Lebensphase steckengeblieben, in der sie so dringend Zuwendung benötigt hätte, die ihr aber aufgrund der Lebensumstände versagt geblieben ist. So kriecht sie beispielsweise auf allen vieren durch den Raum, lutscht an Gegenständen und steckt sie in den Mund, imitiert Baby-Laute, klettert auf meinen Schoß oder klammert sich an mich. Im symbolischen Bereich will sie regelmäßig „Vater – Mutter – Kind" spielen, was sie zu Beginn jeder Stunde stereotyp-fragend wiederholt. Zunehmend versuche ich dieses „Spiel", in dem sie eigene Bedürfnisse auf eine Babypuppe projiziert, auf ihren eigenen Körper zu übertragen. Der für die Entwicklung des Kindes wichtige „tonische Dialog" bekommt im therapeutischen Umgang mit Kindern, denen es an solch befriedigenden Erfahrungen in der frühen Kindheit mangelt, besonderen Sinn.

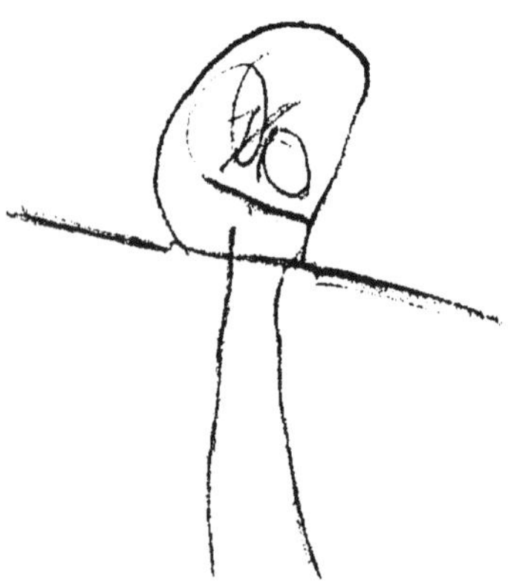

Abb. 2: Lucy (5 Jahre): Selbstbildnis

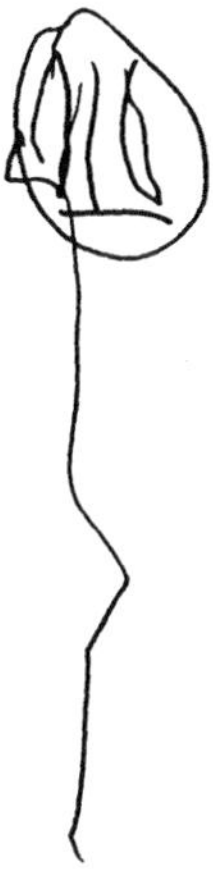

Abb. 3

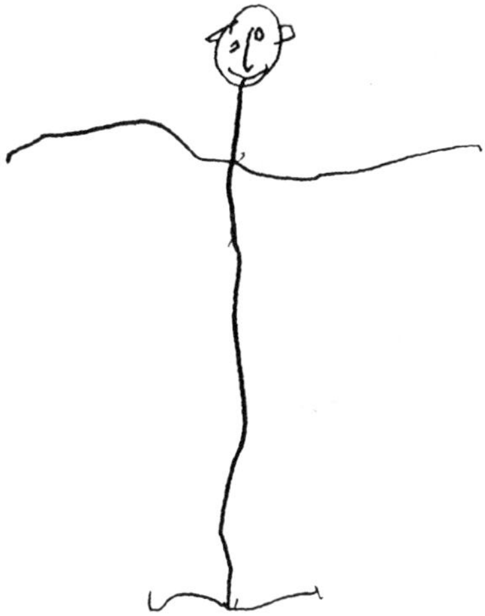

Abb. 4

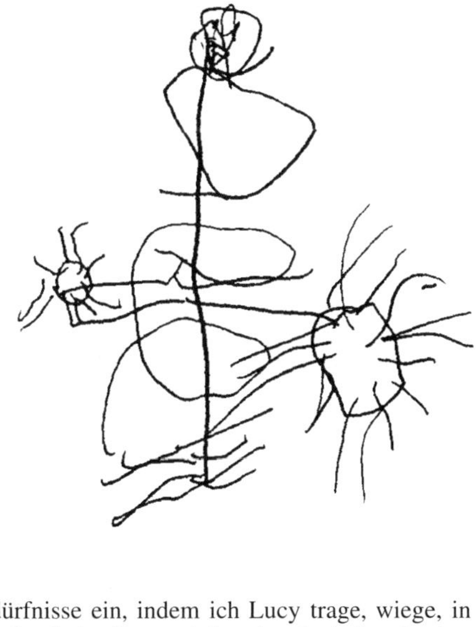

Abb. 5

Abb. 3 – 5:
Lucy malt sich als „großes Mädchen“.

Ich gehe auf Lucys regressive Bedürfnisse ein, indem ich Lucy trage, wiege, in einem großen, blauen Tuch einwickele, durch den Raum ziehe oder sie darin schaukele. Sie mag es, wenn ich ihren Körper eincreme und massiere. Über mein Für-sie-da-Sein, über meinen Blick, meinen Spiegel suche ich ihr ein positives Bild von ihrem eigenen Körper und ihrer Person zu vermitteln. Neben diesen regressiven Momenten biete ich dem Kind aber auch Situationen an, in denen es seinen Körper, seine eigene Kraft, seine eigene Handlungsfähigkeit unabhängig von mir erleben und spüren kann. Ich ermutige sie zu sensomotorischen Aktivitäten wie Klettern, Springen usw.

Es entstehen mehrere Bilder.[20] In Abbildung 2 sind die einzelnen Körperteile schon zusammengefügt. Die Abbildungen 3 – 5 sind eine Folge, in der Lucy sich als „großes

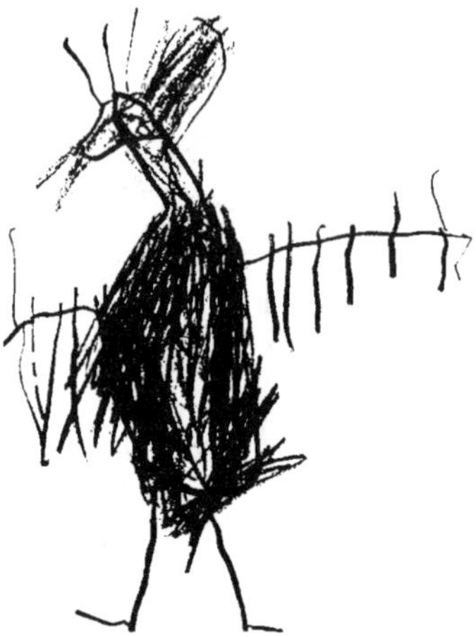

Abb. 6: Lucy malt ihren Körper nach einer Massage.

Mädchen" zu zeichnen versucht. Der Rumpf als tragender Teil des Körpers wird in Bild 4 integriert, aber ihre körperliche Phantasmatik destrukturiert das Bild im Gesamt schließlich wieder. Ich meine damit ihre Hände, die auf ihren Bildern entweder fehlen oder aber klauenartige Gebilde sind. Es sei auch noch einmal daran erinnert, daß Lucy extrem viele Warzen an den Händen hat und ihre Nägel weit herunterkaut. In vielen Körperhaltungen und Bewegungen von Lucy wird deutlich, daß sie über Arme und Hände nicht adäquat verfügen kann. Die Vermutung liegt nahe, daß die Geste des kleinen Kindes, der Mutter vertrauensvoll die Arme entgegenzustrecken, um in die Arme genommen und gehalten zu werden, bei Lucy keine Antwort fand.

Abbildung 6 wurde von ihr nach einer Massage gezeichnet; das Gefühl einer körperlichen Ganzheit wird deutlich durch das Ausmalen des Körpers. In Abbildung 7 malt sie zwar wieder ein Bild, das eher an ein Baby denken läßt denn an ein inzwischen über sechs Jahre altes Mädchen; dennoch wird die Stiftführung deutlich sicherer und ruhiger. Der Gesamteindruck ist weniger chaotisch.

Die Entwicklung von Lucy ist zu dieser Zeit sehr positiv. Das „Ich"[21] ist inzwischen in der Sprache aufgetaucht, die Sprache ist deutlicher, das emotionslose Verziehen des Mundes zu einem „Lächeln" tritt nur noch in Momenten der Unsicherheit auf. Sie überspielt diese Momente, indem sie gefallen möchte. Manchmal drückt sie nun auch schon

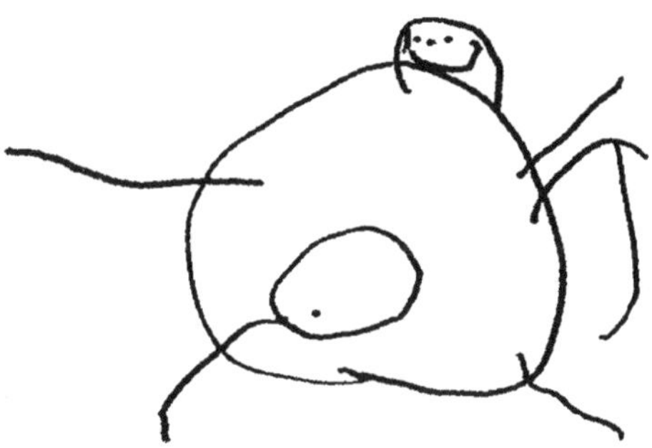

Abb. 7: Lucy (6 Jahre) malt sich selbst als „Baby".

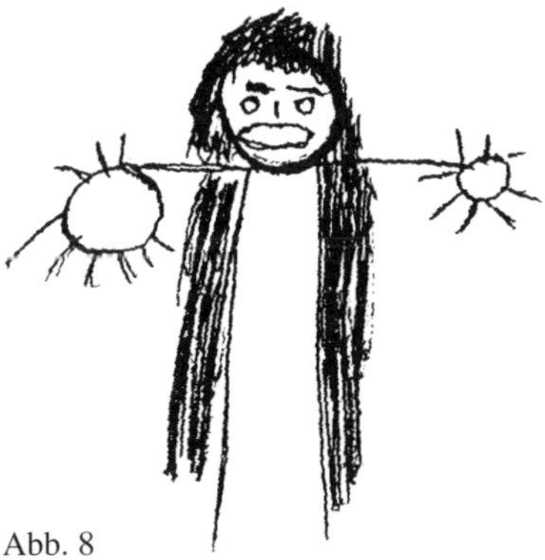

Abb. 8

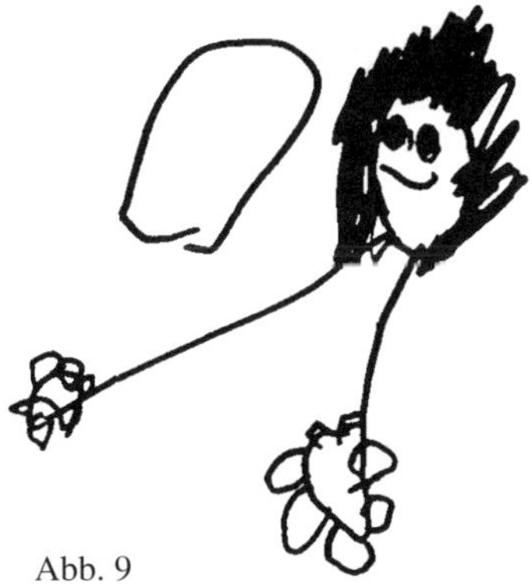

Abb. 9

Abb. 8, 9: Lucy (6 Jahre): Selbstbildnis nach sexuellem Mißbrauch. In ihrer Zeichnung sind Teile des Körpers ausgeblendet.

ihren Ärger aus, ihr Körper ist insgesamt weicher und entspannter. Sie stellt viele Fragen, will lernen.

Die positive Entwicklung findet ein abruptes Ende, als Lucy wenige Monate später von ihrem Stiefvater sexuell mißbraucht wird. In Abbildung 8 und 9 werden die Körperteile, an denen der Mißbrauch äußerlich vollzogen wird, aus der Repräsentation ausgeblendet (Abbildung 8 habe ich von der Tafel abgemalt).

Die Zeichnungen von Lucy zeigen, daß die ersten mentalen Repräsentationen immer auch auf den Körper und das Erleben des eigenen Körpers bezogen sind. Ein Kind, das nicht einmal den eigenen Körper als strukturiert und organisiert empfindet, kann beileibe nicht sein Denken organisieren und strukturieren. Die emotionalen Konflikte in der Beziehung zum anderen müssen sich zunächst lösen, damit das Kind für das Lernen offen werden kann. Voraussetzung dafür ist eine körperliche Beziehung, in der das Kind seinen Körper neu erleben und aufbauen kann.

Spricht Aucouturier vom Körper, geht es ihm niemals ausschließlich um den „realen" Körper, den „Körper an sich", wie der französische Entwicklungspsychologe Henry Wallon sagt, um das Körperschema, von dem der Mensch eine bestimmte Vorstellung hat, die dem Bereich des Bewußten zugänglich ist und der an die neuro-physiologische Reifung gebunden ist – es geht ihm immer auch um den *imaginären Körper* (das heißt um die nicht-bewußte Vorstellung vom eigenen Körper) mit seinen affektiv-emotionalen Aspekten. Dieses Imaginäre, diese Phantasmatik sind die nichtbewußten Bilder vom Körper, die aus den ersten körperlichen Beziehungen hervorgegangen sind.[22] „Der Körper befindet sich in einer ständigen Dialektik zwischen dem realen und imaginären Körper" (1989b). Das Körperschema, der Körper an sich, kann von der unbewußten affektiven Geschichte des Kindes destabilisiert werden.

Der vierjährige Marc fiel in seiner Vorschulgruppe auf, weil er sich im psychomotorischen Raum von den anderen Kindern isolierte und immer allein mit einer Puppe spielte. Stumm und scheinbar unbeteiligt wickelte er einen Stoff um ihre Arme. Nie sah man ihn mit den anderen klettern und springen. Auf wiederholte Aufforderung einer Erzieherin, die sich ihm besonders zugewandt hatte, ließ er sich schließlich eines Tages überreden, von einer Holztreppe in die Matten zu springen. Marc sprang zögernd und fiel hart auf seinen Körper und sein Gesicht. Er hatte beim Sprung die Arme nicht zum Abfangen seines Körpers benutzt. Erst sehr viel später wurden die Gründe für sein Verhalten deutlich. Marc war als Säugling an einer sehr starken Neurodermitis erkrankt. Jede Nacht kratzte er sich wund und blutig. Die Eltern wußten sich keinen anderen Rat, als seine Arme während des gesamten ersten Lebensjahres in der Nacht festzubinden. Tagsüber wurden sie fest verbunden. Marc war nach Angaben der Mutter immer ein sehr nach innen gekehrter, überaus ruhiger Junge gewesen. Er war sozusagen „tatenlos“ und nicht hand-lungs-fähig. Beim Sprung zeigte es sich deutlich: Marc hatte seine Arme noch immer nicht in sein Körperschema integriert. Die Geschichte seiner frühen Kindheit wirkte noch (vgl. Esser 1991, 148 f.).

Fassen wir noch einmal zusammen: Ein Kind lebt sehr stark in und über seinen Körper. Es tritt über seinen Körper mit der Welt, den Menschen und Dingen in Beziehung. Umgekehrt wirkt die Welt auf den Körper des Kindes ein. Stärker noch als in späteren Entwicklungsphasen und unvermittelt spiegelt sich die individuelle Lebensgeschichte, geprägt von den prä-, peri- und postnatalen Erfahrungen, an und im Körper des Kindes wider. Der Zugang zum Kind über eine auf den Körper bezogene Intervention findet hier seine Begründung.

„Wenn man den Kern der Persönlichkeit tiefgreifend berühren will, muß man vom Körper ausgehen. Die Veränderungen der Phantasmatik der körperlichen Beziehungen führen das Individuum notwendigerweise dazu, auch die symbolischen Verhaltensweisen zu modifizieren. Diese neue Formung ist nur ausgehend von Situationen möglich, die wahrhaft im Bereich des Körpers gelebt werden, die die gleichen sensorisch-emotionalen Prozesse ins Spiel bringen, die an der Ausformung dieser Phantasmatik beteiligt waren, und nicht über intellektuelle Prozesse“ (Aucouturier/Lapierre 1978, 62 f.).

Über die körperliche Ebene, den körperlichen Austausch mit dem Kind versucht die Psychomotorik-Therapeutin dem Kind zu helfen, eine ganzheitliche Vorstellung und ein positives Bewußtsein von seinem Körper zu bekommen. Dieses Körper-Ich ist Ausgangspunkt für die Entwicklung der Identität. Die psychomotorische Intervention zielt auf diese Entwicklung, auf ein Identisch-Sein mit sich, seiner Person und seinem Körper als Grundlage für jede weitere Entfaltung.

Bislang wurde davon ausgegangen, daß das Kind etwa um den 8./9. Lebensmonat beginnt, zwischen der Mutter (mit ihrem Körper) und sich selbst (mit seinem Körper) zu unterscheiden. Die neuere amerikanische Säuglingsforschung zeigt hingegen, daß Säuglinge bereits im 3./4. Lebensmonat den Unterschied zwischen dem Selbst und anderen Personen entdecken.[23] Für die Psychomotorik-Therapeutin ist die Zeit vor Einsetzen dieses Prozesses – es ist die Periode der Nicht-Differenzierung der Körper – und dem tatsächlichen Vollzug der Loslösung von besonderem Interesse: Der Loslösungs- und Individuationsprozeß findet zunächst auf körperlicher Ebene statt. Erlebt das Kind seinen eigenen Körper als getrennt von dem seiner Mutter? Hat es bereits ein eigenes und einheitliches Bild von seinem Körper? Kann das Kind adäquat über seinen Körper verfügen? Wie verläuft die Interaktion zwischen Bezugsperson und Kind? Diese Fragen wird die Therapeutin sich stellen. Der Prozeß der körperlichen Loslösung von der Mutter determiniert die Entwicklung der zukünftigen Beziehungen des Kindes und die Entwicklung der elementaren Strukturen des Denkens.

Der fünfjährige Patrick (Diagnose s. S. 36) wird von seiner Mutter zur Psychomotorik-Stunde gebracht. Mit heller, zittriger Stimme jammert er: „Mami, Mami, holst Du mich auch wieder ab?" Eine „herzzerreißende" Liebes- und Abschiedsszene zwischen Mutter und Sohn beginnt, in der sich beide aneinanderklammern, als ginge es um einen Abschied auf immer – oder wenigstens auf sehr lange Zeit – und nicht um die realen 50 Minuten. Die Tür schließt sich hinter der Mutter, und Patrick klatscht entschlossen in die Hände: „Na, was machen wir heute?" Seine Stimme ist jetzt klar und voll. „Oh, gerade hattest Du noch Angst, ohne Deine Mutter zu sein und hast fast geweint, und jetzt sprichst Du mit ganz lauter Stimme." Patrick boxt mir wütend in den Rücken.

Im Psychomotorik-Raum lebt er nun das Gegenteil von dem, was er außerhalb der Stunde in der Beziehung zu seiner Mutter ausdrückt. Er weist mich und meinen Körper aggressiv zurück, lehnt jeden Vorschlag ab und wirft die Materialien provokant im Raum herum. Um ihm Möglichkeiten für den Ausdruck seiner Aggressivität zur Verfügung zu stellen, baue ich ihm aus großen Schaumstoffblöcken eine Mauer. Er schaut unsicher, wirft die Mauer dann aber – wenn auch zaghaft – um. Ein erstes kleines Lächeln in dem sonst sehr ernsten, manchmal ausdruckslosen Gesicht. Weitere aufgebaute Mauern zerstört er immer heftiger und impulsiver. Dabei kommt zunehmend mehr Leben, Freude und Handlungswille in den passiv und unlebendig wirkenden Jungen. Nach einiger Zeit möchte Patrick aus den Schaumstoffwürfeln eine Höhle bauen. Ich lege ein großes, blaues Tuch darüber. Patrick klettert hinein und fordert mich auf, immer mit einer Hand in die Höhle hineinzufassen und ihn zu berühren. Ich berühre ihn am Rücken, am Bauch, an den Armen und Beinen. Tiefe, zufrieden klingende Laute „Ööh, ööh" tönen aus der Höhle. Als ich an seinem Kopf angelangt bin und ihn dort berühre, springt Patrick auf, reißt das Tuch hinunter und wirft die Klötze wild durcheinander. Heftig und voller Kraft. Dann rennt er zum Klettergerüst, und zum ersten Mal klettert er allein, freihändig (ohne meine Hand) und springt in die Matten.

In diesem Moment kommt die Mutter – entgegen unserer Abmachung, draußen zu warten, bis Patrick angezogen ist – in den Raum, um ihren Sohn abzuholen. „Mami, guck mal, wie ich vom Kasten springe" – und schon klettert und springt Patrick ein zweites Mal. Unten angekommen läßt er sich von einem Moment zum anderen plötzlich auf den Rücken fallen, strampelt mit Armen und Beinen und piepst: „Mami, ziehst Du mich an?" – Hatte ich einige Momente lang einen aktiven, handlungs- und bewegungsfreudigen Jungen gesehen, der den Triumph seiner neuen Errungenschaft sichtlich genossen hat, habe ich jetzt das Bild eines kleinen, abhängigen und hilflos strampelnden Säuglings vor Augen.

Thema dieser Therapie wird über einen langen Zeitraum das „Nicht-getrennt-Sein" von Mutter und Sohn und die mühsam unterdrückten, aber deutlich vorhandenen Autonomiebestrebungen von Patrick sein.[24]

Es ist ein Grundthema der menschlichen Beziehungen, das Aucouturier in seiner Theorie vom „Manque au corps“ anspricht: Wie kann ich dem anderen nah sein und dennoch meine Identität wahren bzw. entwickeln?[25] „Alle menschlichen Beziehungen teilen sich auf in zwei ambivalente Bedürfnisse:

- ein Bedürfnis nach Verschmelzung, das mehr oder weniger bewußt ist und sich ausdrückt über physisches, affektives, intellektuelles, moralisches, sexuelles Werben um den anderen,
- ein Bedürfnis nach Identität, Unabhängigkeit, Freiheit, das stärker an das bewußte Ich gebunden ist und sich über Aggressivität, Opposition, Kreativität, Dominanz usw. ausdrückt.

Welcher Gestalt auch immer die symbolischen Formen sind, die diese Bedürfnisse ausdrücken, sie verweisen auf die unbewußte Phantasmatik von der Verschmelzung und ihrem Bruch; im Ursprung sind sie an die Körperlichkeit gebunden. Wenn man den Kern der Persönlichkeit tiefgreifend berühren will, muß man vom Körper ausgehen“ (Aucouturier/Lapierre 1978, 62).

Kehren wir noch einmal zu Patrick zurück. Die medizinische Diagnose nennt zentralmotorische Koordinationsstörungen, Wahrnehmungsstörungen und Verhaltensstörungen, die sich in Ängstlichkeit, Verschlossenheit und kleinkindhaftem Verhalten ausdrücken. In der Anamnese fällt auf, daß Patrick mit der Nabelschnur um den Hals auf die Welt kam und Sauerstoffmangel erlitten hat. In vielen Gesprächen mit der Mutter kommt noch eine weitere Problematik zutage: Die Mutter selbst ist ein sehr ängstlicher Mensch. Seit ihrer Kindheit leidet sie unter größten Verlassenheitsängsten, die sich in Phantasien ausdrücken, daß ihr nahestehende Menschen sterben könnten. Schon während ihrer Schwangerschaft hatte sie große Angst um ihr Kind und hat deshalb „viel gelegen“ – möglicherweise ist dadurch Patricks Bewegungsverhalten im Uterus bereits eingeschränkt worden. Die problematische Geburt hat diese Angst fortgesetzt. Als ich Patrick kennenlerne, wirkt er außerordentlich passiv, ausdruckslos und phlegmatisch auf mich. Der Körper seiner Mutter und sein eigener Körper scheinen noch eng miteinander verschmolzen. Wenn die beiden kommen, „kleben“ sie förmlich aneinander. Ohne an der Hand seiner Mutter (stellvertretend später an meiner) zu sein, ist Patrick im Raum völlig handlungsunfähig. Im sensomotorischen Bereich mit seinen Bewegungsangeboten zittert er, die Handflächen schwitzen, der ganze Körper ist verkrampft. Die kleinste Bewegung erfordert höchsten Mut, höchste Anstrengung und Konzentration von ihm. Es ist ganz deutlich, daß Patrick kein Vertrauen in sich (und seinen Körper) hat.[26]

In den Gesprächen mit der Mutter gewinnt neben der problematischen Schwangerschaft und Geburt ein weiterer Faktor an Bedeutung: Sie wünscht sich im Gegensatz zu ihrem Mann noch ein weiteres Kind. So erfüllt Patrick weiterhin die Funktion des Kleinkindes für seine Mutter, bleibt klein, hilflos und abhängig von ihr. Zeitgleich sehnt sich die Mutter aber auch nach ihrem alten Beruf, die Ambivalenz im Verhalten der Mutter bindet Patrick noch stärker an sie. Beide, Mutter und Sohn, unterdrücken ihre Autonomiebestrebungen. All das findet seinen Ausdruck im Körper und Verhalten von Patrick.

Die gestörte Mutter-Kind-Beziehung wird wesentlich durch die mütterliche Phantasmatik geprägt.Die Phantasmen der Mutter bestimmen das Schicksal des Kindes, das Kind wird Träger dieser Phantasmen.

Die Ausgangssituation für die Mutter könnte beispielsweise ein traumähnlicher Zustand sein, in dem sie sich „ein Kind" wünscht. Es könnte passieren, daß die Beziehungsdynamik zwischen Mutter und Kind durch das starke Verlangen der Mutter beeinträchtigt wird, über ihr Kind eigene, nichtbefriedigte Bedürfnisse auszugleichen. Dann ist dieses Kind ein Stück halluzinatorischer Beschwörung der eigenen Kindheit, von dem, was verlorenging. Die Mutter sehnt ihr Kind herbei und ist, wenn ihr Verlangen Wirklichkeit wird, enttäuscht. Die Ankunft des Kindes stimmt vielleicht nicht mit dem überein, was sie erwartet hat: Das Kind ist nun da, aber von ihr getrennt, während sie doch unbewußt von einer Art Verschmelzung geträumt hat. Sie ist enttäuscht, eine Enttäuschung, die möglicherweise durch ihre eigene Kindheit bedingt ist, und sie versucht nun, mit diesem von ihr getrennten Kind den traumähnlichen Zustand zu erneuern. Das Kind wird mit Phantasiebildern belegt, die die grundsätzliche Enttäuschung der Mutter mindern sollen. Mit diesen Phantasiebildern muß sich das Kind auseinandersetzen.

Kommt das Kind mit einer angeborenen Schwierigkeit auf die Welt, muß es sich nicht nur mit diesem organischen Defekt, sondern wesentlich auch damit auseinandersetzen, wie seine Mutter diesen Defekt in ihre phantastische Welt integriert. Eine phantastische Welt, die irgendwann dann beiden gemeinsam wird. Zwischen Mutter und Kind entwickelt sich eine Scheinbeziehung, denn das Kind, so wie es nun einmal ist, ist für die Mutter nur die Bezeichnung von etwas anderem. Unbewußt wird das Kind Träger von etwas, was wesentlich zur Mutter selbst gehört, Träger der mütterlichen Phantasmatik. Das Kind ist dazu bestimmt, den „Mangel an Sein" der Mutter auszugleichen. Es ist dazu bestimmt, für sie zu leben, und nicht für sich selbst. Und mit jedem Anspruch des Kindes auf Autonomie sieht die Mutter den für sie nötigen Träger ihres Phantasmas verschwinden (vgl. Mannoni 1972; Gidoni 1990; Dornes 1994, 197 f.).

Wenn man die frühe Mutter-Kind-Beziehung betrachtet und ihre Bedeutung für die kindliche Entwicklung analysiert, kann es nicht darum gehen, den Müttern Schuld bei Auffälligkeiten ihrer Kinder zuzuweisen. Es kann nicht darum gehen, das Handeln von Müttern zu verurteilen oder ihre Art, eine Beziehung zu gestalten. Auch die Mütter haben ihre Lebensgeschichte – unter Umständen ihr eigenes Lebensdrama. In dieser Hinsicht spreche ich auch nicht von „schlechter Mutter-Kind-Beziehung", sondern bevorzuge den Begriff der „nicht-geglückten Mutter-Kind-Beziehung", eine Beziehung, in der beide Partner kein Glück finden und ihre Persönlichkeit nicht frei entfalten können.

Bernard Aucouturier spricht von der „genügend guten Mutter" (nach D. W. Winnicott) und weist ihr die charakteristische Eigenschaft zu, daß sie ihr Kind schon während der Schwangerschaft als ein von sich getrenntes, eigenständiges Wesen erdenkt und erfühlt. Wie wir weiter oben gesehen haben, geht es bei der Entfaltung des Menschen hin zu einer freien, autonomen und kreativen Persönlichkeit um ein Grundthema menschlichen Seins, das ein hohes Konfliktpotential in sich birgt. Die Mutter-Kind-Beziehung muß als sensibles, aber auch fragiles Gebilde verstanden werden. Beide sind in ihrem gegenseitigen Verständigungsprozeß auf die Nähe des anderen angewiesen und müssen sich dennoch voneinander lösen lernen.

Eine grundlegende und immer noch weit unterschätzte Bedeutung kommt dabei den *Vätern* zu, die als Dritte Wege aus der engen Zweier-Beziehung zwischen Mutter und Kind weisen können. Väter können Vorbild für das Kind sein. Sie leben – in einer geglückten Beziehung – eine nicht symbiotische Beziehung zur Mutter. Indem sie Autonomie und Eigenständigkeit vorleben, kann sich das Kind an ihnen orientieren und sich mit ihnen identifizieren. Über die Identifikation mit dem Vater kann das Kind selbst ein eigenständiger Mensch werden.[27] Winnicott (1960, 25) hebt hervor, daß die Mutter ihren Aufgaben in der Beziehung zu ihrem Kind in dem Maße gewachsen ist, als sie sich sicher und (vom Vater ihres Kindes) geliebt fühlt und sich in ihrer Familie und ihrem Gesellschaftskreis aufgehoben und angenommen weiß.

Störungen, Beeinträchtigungen und Schwierigkeiten von Menschen können beim heutigen Wissensstand nicht mehr unter Bezugnahme auf nur *ein* Erklärungsmodell interpretiert werden. Die gesellschaftliche Situation insgesamt, in der Familien heute leben, muß einbezogen werden. Geht es um den Umgang mit dem Körper, um die Beziehungs- und Dialogfähigkeit der Menschen, sind es auch die gesellschaftlichen Bedingungen, die prägen.

Sebastian, bei dem die Ärzte durch einen bei der Geburt erlittenen Sauerstoffmangel von einem leichten frühkindlichen Hirnschaden ausgehen, konnte zu einem Zeitpunkt, als andere schon radfuhren, noch nicht das für das Fahrradfahren notwendige Gleichgewicht und die dafür notwendige Koordination aufbringen. Er gehört zu den Kindern, die oft Dinge umstoßen, Unordnung und Unheil förmlich anziehen, die sich bisweilen zurückziehen müssen, um all die auf sie einströmenden Reize in Ruhe zu verarbeiten. Im Gegensatz zu Martin hat Sebastian Glück: Seine Eltern wissen um seine Schwierigkeiten und sind zuversichtlich, was seine Entwicklung angeht.Er lebt in einem großen Haus. Dort hat er ein eigenes Zimmer, in das er sich zurückziehen kann, wenn er es braucht. Dort hat er einen Garten mit Bäumen und einem Klettergerüst und kann in seinem Rhythmus das üben und lernen, was andere sich mühelos in viel kürzerer Zeit aneignen. Eine institutionalisierte Therapie mit ihm ist nicht notwendig; seine Lebenswelt bietet ihm die notwendige Unterstützung, den notwendigen Schutz und Halt, die er für seine Entwicklung braucht.

Liegen organische Beeinträchtigungen vor, wird man diese nicht in jedem Falle „wegtherapieren“ können und wollen. Man kann dagegen erreichen, daß der betroffene Mensch sie besser in sein Leben integrieren und mit ihnen umzugehen lernt. Gerade bei organischen Behinderungen kommt dem Dialog eine besondere Bedeutung zu. Da das Identitätsgefühl in besonderer Weise fragil und von überwältigenden Eingriffen bedroht ist, bleibt oft nur der Rückzug. Überhaupt stellt sich die Frage, ob und welche „Behinderungen“ tatsächlich Ausdruck eines Defektes oder vielmehr Ergebnis solcher Rückzugsreaktionen sind (vgl. auch v. Lüpke 1988, 30).

Empirische und psychotherapeutische Befunde stimmen darin überein, daß die Beziehung zwischen Eltern und Kind und das gesamte soziale Umfeld des Kindes auch hier von entscheidender Bedeutung sind. Ungünstige prä- und perinatale Umstände können durch günstige nachgeburtliche Bedingungen aufgefangen werden, während umgekehrt ungünstige nachgeburtliche Umstände die Frühtraumatisierungen erlebnisnah halten und spätere Konfliktsituationen beschweren (vgl. Janus 1989, 21).

Schlußfolgerungen und Zielvorstellungen für die psychomotorische Praxis

Wie muß eine Therapie beschaffen sein, die die vorstehenden Überlegungen und theoretischen Grundkonzepte möglichst adäquat umsetzt?

Fassen wir noch einmal zusammen: *Grundlegender Bezugspunkt in psychomotorischer Praxis ist der Körper mit seinen Auffälligkeiten (Somatisierungen).* Beispielsweise macht ein Kind durch erschwerte ungünstige Austauschbedingungen in der prä-, peri- und postnatalen Zeit oder durch eine nicht geglückte Mutter-/Eltern-Kind-Beziehung (in der aggressive, regressive, krankhafte, unter Umständen sadistische Verhaltensweisen vorherrschen und zu Ablehnung oder Inbesitznahme des Kindes geführt haben) unlustvolle, negative Erfahrungen mit sich und seiner Umwelt. Die zunächst am Körper empfundenen Spannungen, Schmerzen und die dazugehörenden Emotionen werden unterdrückt und verdrängt. Sie manifestieren sich im Körperausdruck des Kindes. Die Verdrängung gelingt niemals vollständig. Körperzonen, die gelitten haben, behalten ihre Spuren. Phantasmatische Fixierungen entstehen, die eine verschmelzende oder aggressive Beziehung des Kindes zu seinen Bezugspersonen aufrechterhalten. Unter Umständen geht das Kind eine aggressive Beziehung mit seinem eigenen Körper ein.

Psychomotorische Therapie bietet dem Kind Möglichkeiten an, seinen Körper zu leben und sein Erleben zum Ausdruck zu bringen, seinen Körper zu „konstruieren“ und unter Umständen „neu zu konstruieren“. Es lernt, sich von der „phantasmatischen Dimension“ seines Körpers zu befreien. Ein Kind, das seinem konfliktreichen Erleben verhaftet bleibt, wendet dafür seine gesamte Energie auf und ist aus diesem Grund für Lernen nicht offen. Da die Somatisierungen mit den affektiven Beziehungen des Kindes zusammenhängen, ist es für das Kind wichtig, die nicht-bewußte Geschichte des Körpers vor den Augen des Erwachsenen auszubreiten. Die intensive und vertrauensvolle Beziehung zur Therapeutin bildet dafür die Grundlage.

Aber nicht nur der Ausdruck seiner Geschichte ist wichtig für das Kind. Es hat im psychomotorischen Raum die Möglichkeit, seinen Körper auf neue und andere Weise zu erleben. Damit das Kind ein ganzheitliches Körperempfinden entwickeln kann, damit es seinen Körper positiv besetzen und alle Körperteile integrieren kann, werden ihm Bewegungs- und Wahrnehmungsangebote im Raum zur Verfügung gestellt. Dabei geht es nicht nur um seine Beweglichkeit und Sinnlichkeit, auch die fixierten Emotionen lösen sich. Emotion ist Bewegung – Bewegung ist Emotion. Eine tonisch-emotionale Reifung ermöglicht den Zugang zu mentalen Repräsentationen. Die motorischen, affektiven und kognitiven Prozesse, alle Komponenten der Persönlichkeit werden unterstützt. Nicht bestimmte Mängel, Defizite oder Störungen sollen ausgeglichen werden, nicht Übungen oder vorstrukturierte Aktivitäten werden im psychomotorischen Raum gelebt: Der gesamte individuelle Ausdruck des Kindes steht im Vordergrund. Die Zielvorstellung, wenn man sie überhaupt so nennen will, liegt darin, dem Kind zu helfen, ein reifer, kommunikativer und kreativer Mensch zu werden; ein Mensch, der einen eigenen Standpunkt hat und diesen auszudrücken und zu behaupten vermag; ein Mensch, der mit anderen im Austausch steht, sich neuen Situationen und Anforderungen stellen kann, sich an sie anzupassen und sie gleichermaßen zu überprüfen vermag. Kreativität ist die Fähigkeit, gestaltend auf die Umwelt einzuwirken, Ideen und Aktivitäten umzusetzen und Lösungen zu finden. Schöpferische Lebensgestaltung ist für die psychische Gesundheit notwendig, ohne die Möglichkeit dazu kann das Gefühl schwinden, daß das Leben lebenswert und sinnvoll ist.

Bei der Begegnung zwischen Kind und Erwachsenem im psychomotorischen Raum geht es um die seelische Reifung des Kindes über den körperlichen Weg und um die Entfaltung seiner Lebens- und Kommunikationsdynamik – unter Umständen um die Einrichtung oder Wiederherstellung derselben. Ohne die Möglichkeit, mit anderen Menschen in Kommunikation treten zu können, ist der Mensch isoliert und einsam, lebt er sich und den anderen gegenüber entfremdet, seine Existenz wird sinnlos.

„Wir existieren im existentiellen Sinne nur in dem Maße, in dem wir die Möglichkeit haben, mit den Menschen und Dingen, die uns umgeben, in Kommunikation zu treten, das heißt bedeutsame Beziehungen zwischen unserem Körper, seinen Empfindungen und Produktionen einerseits, und dem, was außerhalb unseres Körpers liegt, andererseits herzustellen. Die Einrichtung dieser Beziehungen hängt vor allem von dem Bedürfnis nach und der Lust an der Kommunikation ab. Was wir unsere Persönlichkeit nennen, ist unsere persönliche Art und Weise, diese Beziehungen zu strukturieren, unsere Art wahrzunehmen und zu reagieren. Persönlichkeitsstörungen sind nichts anderes als Beziehungsstörungen" (Aucouturier/Lapierre 1978, 63).

Ein positives Selbst zeigt sich in der Freude an der Kreativität und Kommunikation, und umgekehrt wirken die Fähigkeiten zu Kreation und Kommunikation auf ein positives Selbstbild.

„Wenn ein Kind sein psycho-affektives Gleichgewicht bewahrt oder wiedergefunden hat, seine Dynamik, seinen Wunsch nach Selbstbestätigung, seinen Wunsch nach Ausdruck und Kommunikation, seine Kreativität und Neugierde, stellt ‚schulisches Lernen' kein Problem mehr dar, wie auch immer die Methode ist (...), und sogar, wenn es gar keine Methode gibt" (1984a, 106).

Matthias ist ein Aussiedlerkind aus Rumänien. Er lebt mit seinen Eltern und mit seinem älteren Bruder zusammen in einem Zimmer; Küche und Bad teilt sich die Familie mit den Nachbarn im Haus. Matthias wird als hyperaktives Kind beschrieben. Er ist unruhig, jedes Bewegungsverhalten wird von Synkinesien begleitet. Matthias hat Tics entwickelt: Er schnalzt und pfeift. Er spricht kaum; wenn überhaupt, höchstens mit Kindern, gegenüber Erwachsenen schweigt er. Auch während der ersten Sitzungen im psychomotorischen Raum spricht er nicht. Fordere ich ihn auf zu bauen, baut er ein winziges Haus aus den Schaumstoffblöcken, in das er sich hineinkauert. Kaum Platz für ihn selbst ist dort, geschweige denn für einen anderen Menschen. Spielen wir Hockey, kommt er bis auf einen Meter vor mein Tor, wirft sich auf den Boden, legt den Schläger quer vor sich hin und schiebt den Ball ins Tor. Dabei stünde uns doch die ganze Turnhalle zur Verfügung! Wir könnten Platz und Bewegungsfreiheit nutzen. Matthias hat sich an den Platz- und Bewegungsmangel „gewöhnt", oder besser, er hat sich daran angepaßt. Matthias ist in seinem ganzen Ausdruck verhalten, still, nur seine vielen zappeligen Bewegungen und sein Schnalzen und Pfeifen verraten, daß es ein aufgezwungenes Still-Halten, Still-Sein ist.

Es sind außerordentlich anstrengende Stunden für mich. Die symbolisierte räumliche Enge, in der wir uns bewegen, macht mich genauso unruhig wie das hartnäckige Schweigen von Matthias. Ich weiß aber, daß jede Auf- oder Anforderung sein Verhalten noch verstärken würde. So versuche ich nach der Aktivität zu forschen, bei der ich die größte emotionale Beteiligung von Matthias wahrnehme. Es ist das Klettern und Springen. Matthias klettert so hoch er kann und springt in die Matten. Immer wieder und wieder. Es ist vielleicht der Wechsel zwischen Anspannung, wenn er so hoch wie möglich klettert, und folgender Entspannung, wenn er sich losläßt und in die weichen Matten fällt, der ihm dieses offensichtliche Wohlbehagen bereitet. Auf der Suche nach einer Möglichkeit, mit ihm in Kommunikation zu treten und an dieser Aktivität in irgendeiner Weise teilzunehmen, folge ich einem Einfall und markiere seine Sprünge mit Kreide auf den Matten.[28]

Matthias beginnt, sehr gezielt zu springen, so daß bald jeder Zentimeter der Matte mit einem Kreidekreuz versehen ist. Plötzlich, vor einem seiner vielen Sprünge, sagt Matthias laut, deutlich und sehr bestimmt in die Stille hinein: „Ich bin Matthias Stefan Behrendt." Von dieser Stunde an beginnt Matthias zu sprechen.[29]

Dritter Teil

Handlungskonzepte und Prinzipien in der therapeutischen Praxis

Wie werden die Zielvorstellungen, an denen sich die Psychomotorik-Therapeutin orientiert, in die Praxis mit dem Kind integriert? Wie kann das Kind seinen Körper erleben, mit seinem Körper experimentieren, gleichzeitig in seinem tonisch-emotionalen Reifungsprozeß unterstützt werden, um auch die mentalen Repräsentationen zu fördern? Wie kann es in seinem Bedürfnis nach Kommunikation und Kreativität bestärkt werden? Und wie kann seinem individuellen Ausdruck, seiner somatischen Expressivität ausreichend Beachtung geschenkt werden? Es bedarf eines sehr offenen Ansatzes, um diese Ziele verwirklichen zu können.

Psychomotorik-Stunden werden inhaltlich nicht im voraus festgelegt und systematisch durchgeplant, sondern es wird ein Raum eingerichtet, der dem Kind ein bestimmtes Angebot zur Verfügung stellt: den sensomotorischen Bereich, den symbolischen Bereich und den Konstruktionsbereich (siehe Abb. 10). In der Regel wird mit einem solchen Aufbau in Turnhallen gearbeitet. Zur Grundausstattung eines Psychomotorik-Raumes gehören Geräte, die vielfältige Bewegungs- und Wahrnehmungserfahrungen ermöglichen, Schaumstoffwürfel in unterschiedlicher Form, Größe und Härte, große und kleine Stoffe und Tücher, Holzbauteile sowie Mal- und Knet-Utensilien.

Die Beobachtung der Entwicklungsdynamik des Kindes hat ergeben, daß man vier Phasen im Ablauf einer Psychomotorik-Stunde unterscheidet, die sich regelmäßig wiederholen.

In der *ersten Phase* der Stunde kann das Kind seine Spannungen abreagieren und seine motorische Impulsivität ausleben (Abb. 11, 12). Provokativ steht zu Beginn jeder Stunde zu diesem Zweck eine hohe Mauer, ein großer Turm oder ähnliches aus den Schaumstoffblöcken bereit. Das Kind kann zerstören, wiederaufbauen, wieder zerstören. Es zerstört dabei eine bestimmte vorgegebene Struktur und verliert zudem über den körperlichen Einsatz auch die eigene Körperstruktur, die eigenen Körpergrenzen, wenn es sich beispielsweise beim Umfallen mit in die Schaumstoffblöcke fallen läßt. „Zerstören (De-Strukturieren) heißt, ein Ganzes in Fragmente zertrümmern, um sie als Teile in einem neuen Ganzen assimilieren zu können“ (Perls et al. 1979, 128).

Erschöpft sich diese Aktivität, kann das Kind in der *zweiten Phase* die Struktur seines Körpers über die Aktivität im sensomotorischen Bereich

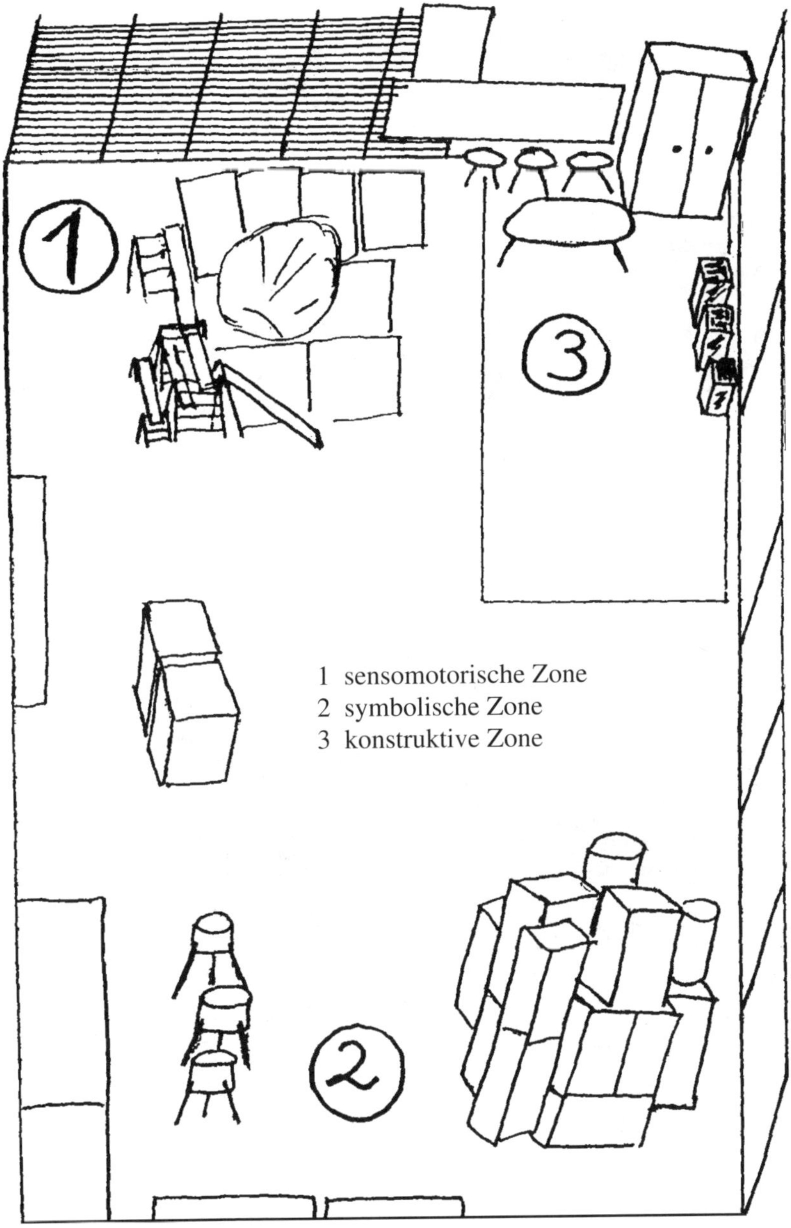

Abb. 10: Typischer Aufbau des Raumes (aus: B. Hachmeister 1990, 120)

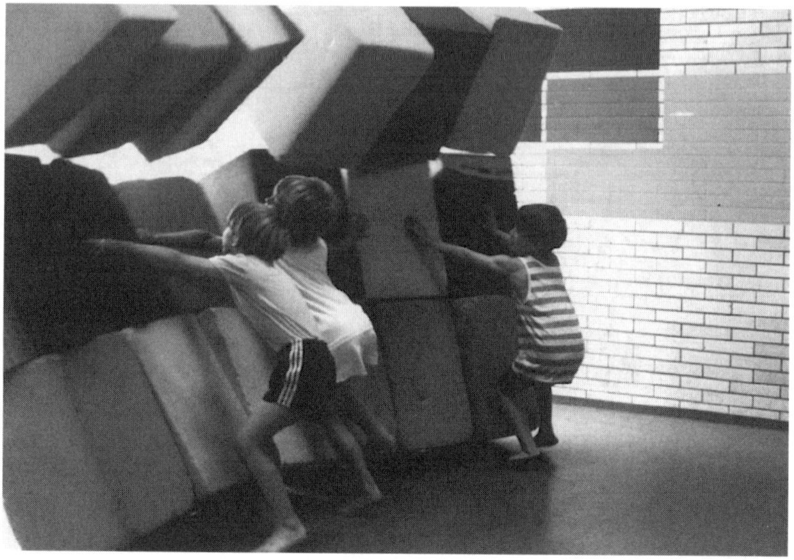

Abb. 11

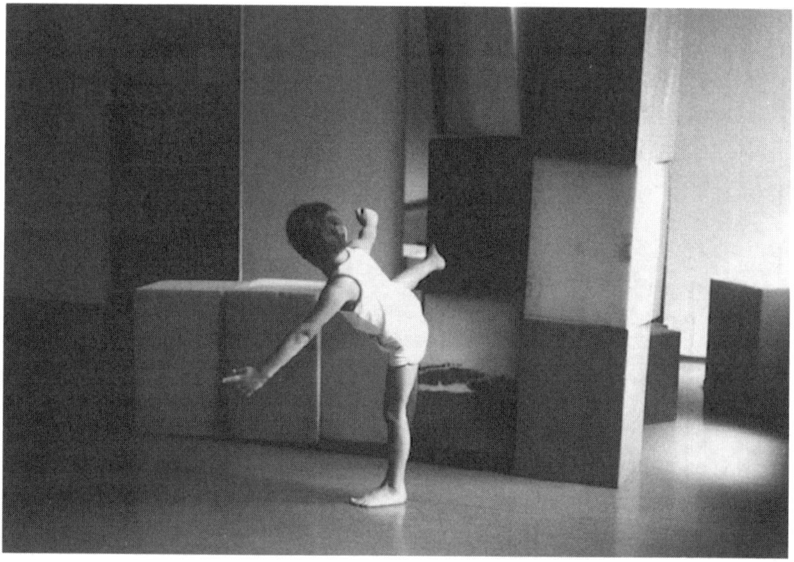

Abb. 12

Abb. 11, 12: Die erste Phase einer psychomotorischen Stunde: Die Kinder reagieren ihre Spannungen ab.

wiedergewinnen, wiederaufbauen. Lustvolles Bewegungs- und Wahrnehmungs-Erleben verbindet körperliche Empfindungen und tonisch-emotionale Zustände. Nachdem das Kind seine Spannungen zunächst hat abreagieren können, kann es nun viel bewußter und aufmerksamer seine Körperstruktur rekonstruieren.

Die Bilder, die im sensomotorischen Bereich auftauchen, können sich im symbolischen Spiel konkretisieren, der *dritten Phase* einer Psychomotorik-Stunde. Das Kind durchlebt Situationen, die in direkter Verbindung zu seiner affektiven Geschichte stehen. Es kann mit seinem tonisch-emotionalen Ausdruck spielen.

Schließlich die *vierte Phase:* Im konstruktiven Bereich gewinnt das Kind Abstand von den intensiven Emotionen der „gelebten" und „erlebten" Geschichten, es sammelt sich und bereitet sich auf die Realität des Alltags vor. Das Erlebte wird noch einmal aufgegriffen, verbalisiert und gedeutet. Durch den vorherigen tonisch-emotionalen Ausdruck ist das Kind jetzt eher bereit und fähig, mit der Psychomotorik-Therapeutin auf einer abstrakteren Ebene zu kommunizieren und offen und aufmerksam für das Gespräch zu sein.

Der sensomotorische Bereich

Der sensomotorische Bereich ist ausgestattet mit einem Material (Klettergerüste, dicke Matten, Rutschbahn, Schaukel, Hängematten, dicke Bälle etc.), das dem Kind ermöglicht, elementare sensomotorische Aktivitäten zu leben, die auf eine Stimulation des Labyrinths im Innenohr bezogen sind: das Schwingen/Wiegen, die Drehung, der Fall/Sprung. Bei den motorischen Aktivitäten wie Schwingen, Sich-um-die-eigene-Achse-Drehen, Fallen/Springen geht es um Gleichgewicht und Ungleichgewicht. Wird das Labyrinth auf diese Weise stimuliert, wirkt sich das auf den gesamten Tonus und die Motorik des Kindes aus.

„In diesen Aktivitäten, in denen Anspannung und Entspannung alternieren, geht es zum einen um Empfindungen bezüglich der Schwerkraft, zum anderen geht es aber auch um propriozeptive Empfindungen, die in enger Verbindung mit dem tiefen emotionalen Leben des Kindes stehen. Darüber hinaus verfeinern und modifizieren sie die kinästhetische Wahrnehmung und wirken an der Bewegungsfreude und Strukturierung des Körperschemas (...) mit" (Aucouturier et al. 1984b, 163).

Die Aktivitäten im sensomotorischen Bereich sind denen vergleichbar, die Jean Ayres in der „Sensorischen Integration" vorschlägt (1984). Sie sind bezogen auf das Gleichgewichtssystem, die Tiefensensibilität (Muskeln und Gelenke) und den Tastsinn (Haut). Auch in ihrem Ansatz geht es nicht darum, dem Kind bestimmte sensomotorische Abläufe oder

„Bewegungstricks“ beizubringen. Auch sie bezieht sich auf frühe Erfahrungen im Mutterleib. Dennoch unterscheiden sich beide Ansätze grundlegend: In der Sensorischen Integration wird menschliches Verhalten vorwiegend unter neurobiologischer Hinsicht verstanden, wogegen im Ansatz von Aucouturier die interaktionelle Sichtweise im Vordergrund steht. Neben den sensomotorischen Grundelementen werden bei Aucouturier Beziehungselemente, psychische und soziale Elemente miteinbezogen. Auch bei organisch bedingter Problematik geht es primär um die Identitäts- und Autonomieentwicklung, um die Entfaltungsmöglichkeiten des Kindes. Der zwischenmenschliche Umgang muß dann auch hier besondere Berücksichtigung finden. Bei einer ganzheitlichen Betrachtung ist es wichtig, die physiologischen Aspekte ebenso wie die psychologischen miteinzubeziehen. In dieser Hinsicht könnten sich beide Ansätze gegenseitig befruchten.

Im Bewegungsangebot des sensomotorischen Bereiches kann das Kind mit seinem Körper experimentieren, seine Bedürfnisse und Grenzen erfahren, aber auch seine Kompetenzen spüren (Abb. 13, 14). Wenn das Kind seinen Körper spürt, um seine Grenzen und Möglichkeiten weiß, hat dies entscheidenden Einfluß auf die Entwicklung seines Selbstbewußtseins.

Sofern das Kind diesen direkten Kontakt wünscht, kann die Psychomotorik-Therapeutin ihm propriozeptive Empfindungen über direkten Körperkontakt vermitteln. Beispielsweise über Massagen, festes Reiben, Pressen, Streicheln, Blasen oder vermittelt über ein Tuch, in dem die Psychomotorik-Therapeutin das Kind über den Boden gleiten läßt und so die Körperoberfläche indirekt und in einer passiven Haltung des Kindes stimuliert (Abb. 15 – 19). Auch andere Gegenstände sind bei diesem vermittelten Kontakt möglich. Solche Körper- und Bewegungserfahrungen lebt das Kind schon im Mutterleib.

„Im Fruchtwasser erfährt der Fötus durch die Bewegungen seiner Mutter einen ständigen und diffusen Druck auf die Oberfläche seines Körperumrisses. Wie Filme über das Bewegungsverhalten von Föten im intra-uterinen Leben belegen, zeigt das Kind bereits in diesem Milieu eine gewisse Lust sich zu bewegen, anzuschmiegen und auszustrecken. Die labyrinthische und vestibuläre Stimulation des Fötus durch den Wechsel von Gleichgewicht und Ungleichgewicht und Rhythmus über den Gang der Mutter sind auch die ersten vorgeburtlichen tonischen Stimulationen“ (Aucouturier et al. 1984b, 157 f.).

Aucouturier betont die emotionale Komponente dieser motorischen Aktivitäten. Er bezieht sich dabei auf den französischen Entwicklungspsychologen Henry Wallon, der den Zusammenhang zwischen Tonus und Emotion beschrieben hat. [30]

Abb. 13, 14:
Im sensomotorischen Bereich lebt das Kind Situationen zwischen körperlicher Anspannung und Entspannung.

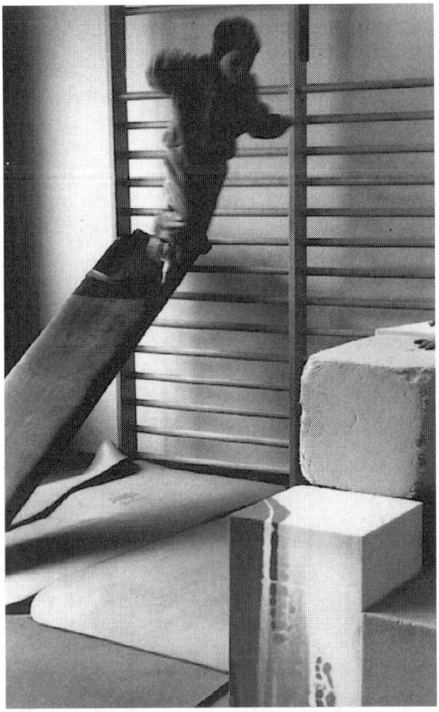

Abb. 13 ▶

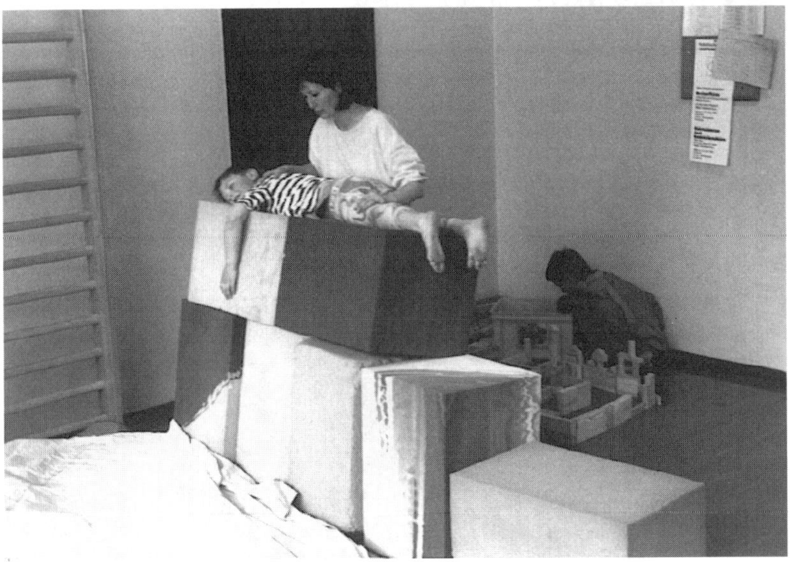

Abb. 14

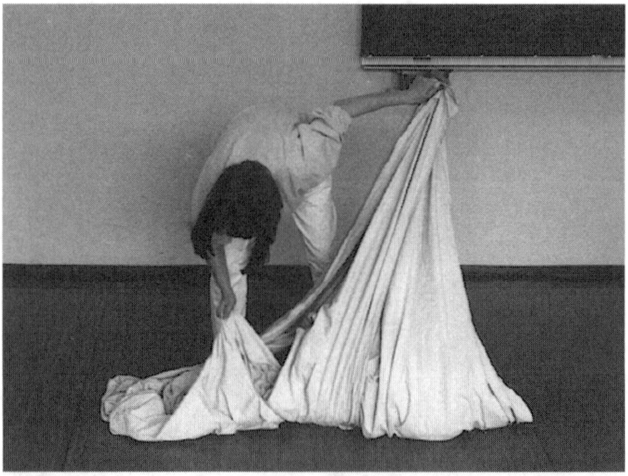

Abb. 15

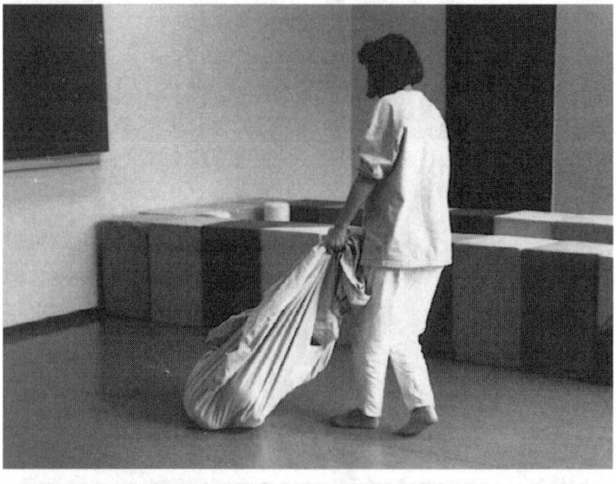

Abb. 16

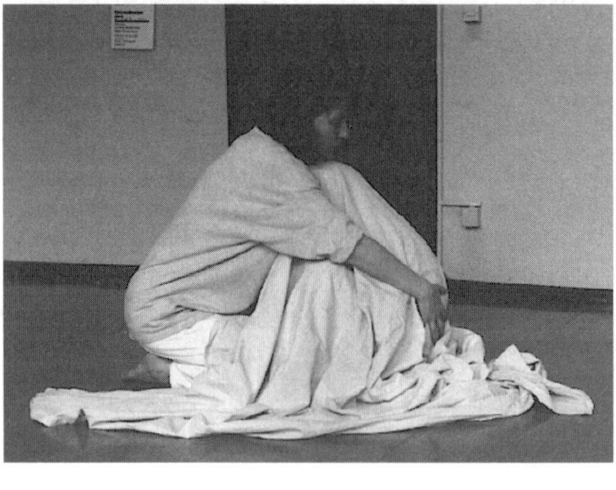

Abb. 17

Abb. 15 – 19:
Körperkontakt und Körpererfahrung können direkt oder indirekt, z. B. über einen Gegenstand vermittelt werden.

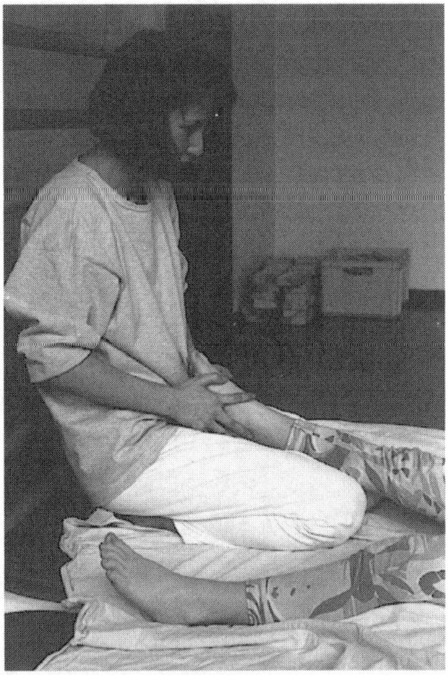

Abb. 18 ▶

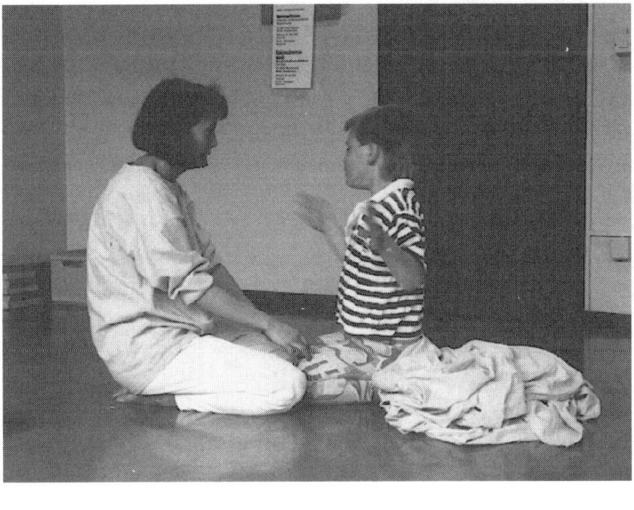

Abb. 19

Der symbolische Bereich

Die verschiedenen Körpererfahrungen im Raum verbinden sich mit Emotionen. Die Emotionen setzen das imaginäre Erleben des Kindes, das an das Unbewußte gebunden ist, frei. Die Bilder, die über die Aktivitäten im sensomotorischen Bereich entstanden sind, können sich konkretisieren und

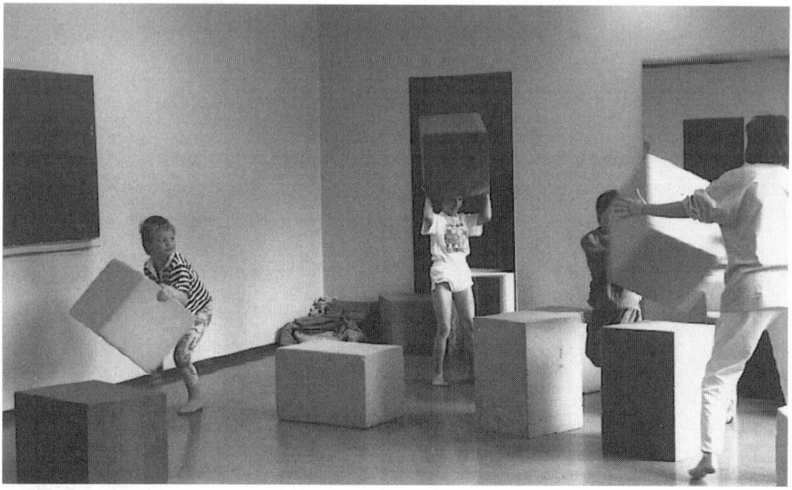

Abb. 20 ▲

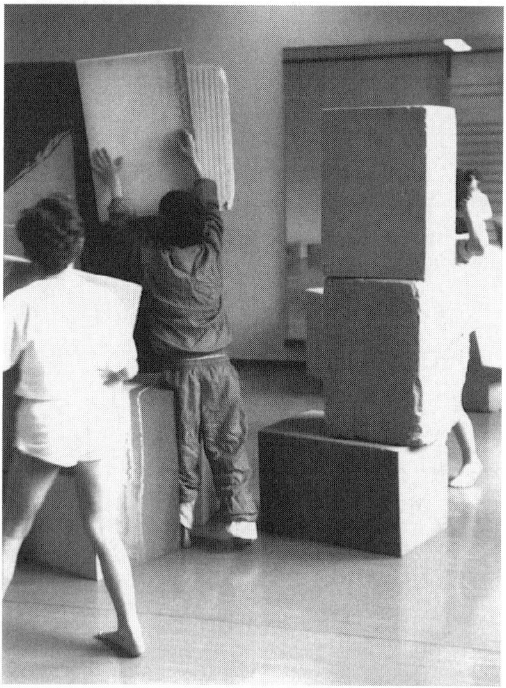

Abb. 21

Abb. 20 – 22: Die Kinder drücken ihr emotionales Erleben auch im symbolischen Spiel aus. Das Material regt zur kreativen Gestaltung und Umsetzung ihrer Erlebnisse an.

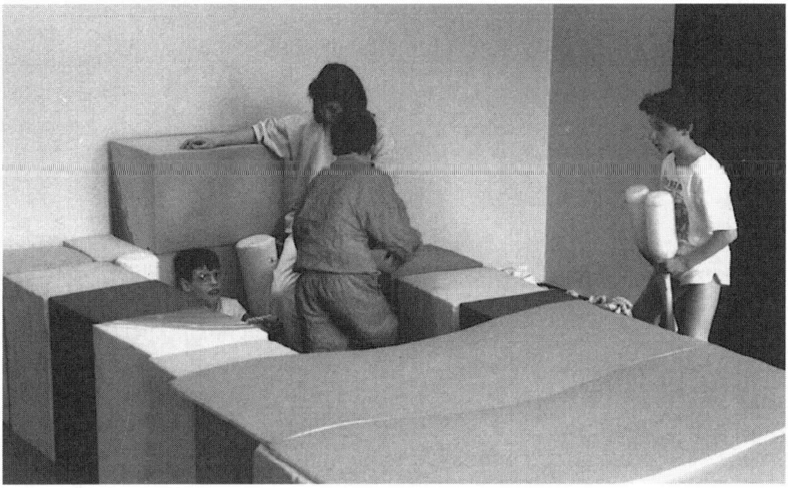

Abb. 22

aktiv im symbolischen Bereich umgesetzt werden. Das Kind erlebt Situationen, die in direkter Verbindung mit seiner Geschichte stehen.

Materialien wie Stoffe und Bauelemente lassen der Phantasie des Kindes viel Freiraum. Große und kleine Schaumstoffblöcke verwandeln sich in Höhlen, Häuser, Burgen, Käfige, Krankenhäuser (Abb. 20–22); farbige Tücher dienen der Verkleidung zum Batman, Gespenst oder Dinosaurier etc. Je nach Alter und Entwicklungsstand des Kindes können aber auch Stofftiere und Babypuppen hinzugenommen werden, wenn das Kind sein Erleben noch stark auf die Objekte projiziert. Die Emotionen stimulieren die Phantasietätigkeit des Kindes, die Materialien regen zu kreativer Gestaltung an, Kreativität wird unterstützt.

Das symbolische Spiel zeigt, ob die Phantasietätigkeit und Kreativität des Kindes blockiert ist. Hier erhält die Therapeutin Aufschluß über die kindlichen Ängste und Erlebnisse. Die Therapeutin spielt nicht auf gleichem Niveau wie das Kind, sie paßt sich seinen Aktivitäten an, bewahrt aber eine gewisse Distanz, um dem Kind als Spiegel zu dienen und ihm Einblick in die Rollen zu gewähren, die sie in seinem Spiel einnehmen soll.

In psychomotorischer Therapie wird das symbolische Spiel jedoch nicht forciert. Ein Kind kann sein Spiel viele Male wiederholen, ohne emotional beteiligt zu sein. Das Spiel kann möglicherweise sogar als Flucht dienen vor einer intensiven Beziehung mit einem anderen Menschen. Ein tiefgreifendes Erleben, das tiefgreifende Veränderungen in der Persönlichkeit des Kindes bewirkt, vollzieht sich nur über den Körper, dem „Ort“, an dem sich die Erfahrungen und Erlebnisse des Kindes eingeschrieben haben. Psychomotorische Therapie kommt deshalb immer wieder vom symbolischen Spiel auf den Körper des Kindes zurück.

Der konstruktive Bereich

Am Ende der Stunde kann das Kind Distanz zu seinem tonisch-emotionalen Erleben gewinnen, bevor es in die äußere Realität zurückkehrt. Im konstruktiven Bereich kann es zum Abschluß zeichnen, kneten oder mit Holzbauteilen bauen. Während dieser Aktivitäten kommt die Bewegung in ihrem doppelten Aspekt – inneres und äußeres Bewegtsein – zur Ruhe. Das Kind äußert sich nun auf einer abstrakteren, auf einer kognitiven Ebene. Es greift noch einmal Elemente auf, die es im Spiel besonders beschäftigt oder beeindruckt haben – Zeichnungen des eigenen Körpers entstehen, Zeichnungen von seinen Wünschen, Phantasien und Ängsten. Das Kind knetet beispielsweise die gefährliche Schlange oder den gefräßigen Dinosaurier, „Batman“ oder „Zorro“.

Zeichnen, Kneten und Bauen erfordern Konzentration vom Kind. Viele Kinder, die zur Psychomotorik-Stunde kommen, können sich anfangs nicht konzentrieren. Indem sich die Kinder im psychomotorischen Raum ihren Ausdruck verschaffen können und in ihrem Tun und Erleben anerkannt werden, finden sie zu sich selbst. Durch die Ermutigung, die sie erfahren, trauen sie sich, Neues auszuprobieren.

Die Therapeutin spricht anhand der Darstellung mit dem Kind über die Stunde, sie bringt das nun Dargestellte in Verbindung mit dem, was sie in der Stunde wahrgenommen hat. Sie benennt es, drückt aus, was sie empfunden hat und deutet das Erlebte.

Die freie und spontane Aktivität des Kindes im psychomotorischen Raum ist möglich und nötig, um dem Kind das Gefühl zu vermitteln, daß es in seinem Tun anerkannt ist. Schon das Gefühl, vom Erwachsenen ernstgenommen zu werden, ist für viele Kinder der erste Schritt im Hinblick auf die Weiterentwicklung ihrer Persönlichkeit. Die emotionale Anteilnahme der Therapeutin ist dafür notwendige Voraussetzung. Darüber hinaus verkörpert sie aber auch die Sicherheit des Kindes im Raum.

Abb. 23 – 25: Die Kinder greifen am Ende der Stunde Elemente auf, die sie im Spiel besonders beschäftigt haben. Die Therapeutin spricht anhand der Darstellung mit den Kindern.

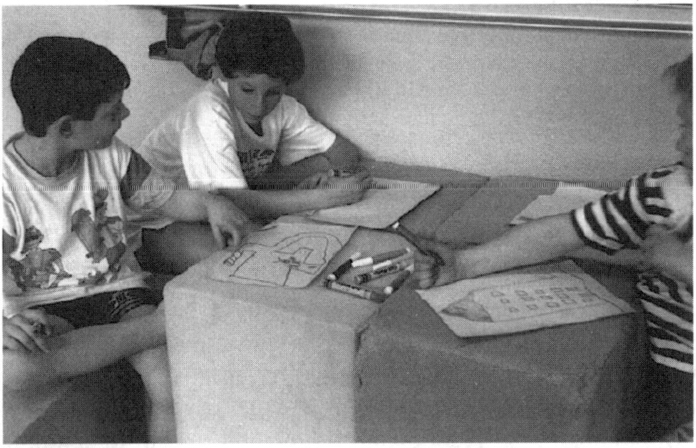

Abb. 23

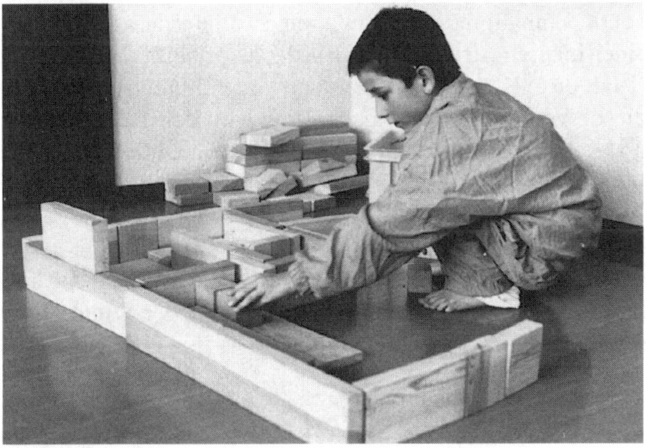

Abb. 24

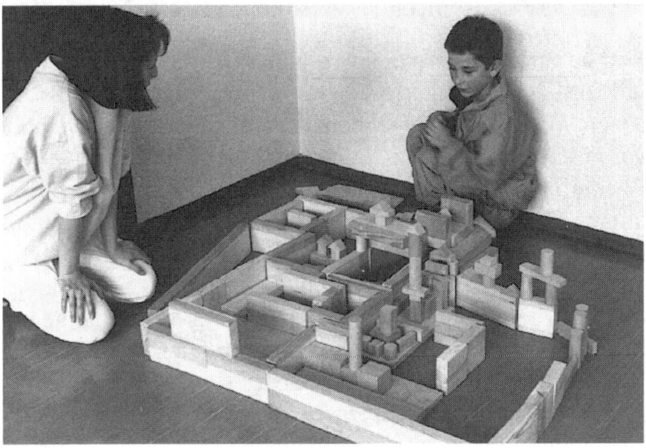

Abb. 25

„Die Kinder, die zu uns kommen, leben häufig in ständiger Unsicherheit, da sie mit der ‚Autorität' nicht im reinen sind: Sie gehorchen furchtsam, lehnen sich heftig gegen sie auf oder können sich in überhaupt keine Ordnung einfügen, weil sie in Chaos und Verwirrung leben. Für die Kinder, die keine stabilen Bezugspunkte haben, muß der therapeutische Raum Ordnung und Sicherheit garantieren" (Aucouturier et al. 1984b, 41).

Sicherheit gibt der psychomotorische Raum durch eine bestimmte Struktur und bestimmte Begrenzungen. Da ist zunächst die *zeitliche Begrenzung:* Eine Psychomotorik-Stunde dauert 50 Minuten (ohne das An- und Auskleiden der Kinder). Diese Zeit steht dem Kind an einem bestimmten Tag der Woche zur Verfügung. Diese Zeit kann, oft zum Unwillen der Kinder, nicht überschritten werden. Ein konsequentes Einhalten ist wichtig, um die Stunde in der Realität zu verankern. Dann gibt es die vorgegebene *räumliche Struktur* (siehe Abb. 10, S. 43), die das Kind in jeder Stunde vorfindet. Die Psychomotorik-Therapeutin achtet auf die weitgehende Einhaltung dieser äußeren Struktur, da es den Kindern häufig an einer inneren Struktur mangelt. Konkret heißt das zum Beispiel, daß ein Kind, das als „Himan", „Batman" oder ähnliches verkleidet ist, nicht in dieser Verkleidung zur letzten Phase in den Bereich der Distanznahme übergeht. Die Vermischung nähme die Eindeutigkeit der Situation und erschwerte die Möglichkeit, dem Kind – nach seinem tonisch-emotionalen Ausdruck im Raum – auf einer Gesprächsebene zu begegnen und mit ihm über das Erlebte nachzudenken und zu sprechen.

In der Gruppentherapie treten neben die zeitliche und äußerliche Struktur einige Begrenzungen, die zu Beginn jeder Stunde in Erinnerung gerufen werden:

- Kein Kind tut einem anderen absichtlich weh.
- Jedes Kind kann zerstören, was es selbst gebaut hat, wenn es das möchte, aber es darf nicht das zerstören, was ein anderes Kind gebaut hat.

Mit diesem „Ritual" beginnt die Stunde: die Kinder und die Therapeutin setzen sich zusammen, erzählen sich wichtige Ereignisse aus der vergangenen Woche und besprechen die genannten Regeln (Abb. 26). Natürlich kommt es vor, daß diese Regeln nicht beachtet werden. Durch die Wiederholung zu Beginn jeder Stunde prägen sie sich den Kindern aber immer mehr ein, so daß sie sich schließlich nicht selten am Anfang gegenseitig an sie erinnern. Im gegebenen Fall erspart sich die Therapeutin zudem lange und nervenzehrende Diskussionen mit dem Kind. Gleichzeitig wird über die Regeln eine bestimmte Haltung gegenüber dem anderen vermittelt: der Respekt vor dem anderen Menschen und seinem Tun.

„Der Therapeut verbalisiert wenig (...). Er leitet das Spiel nicht, hilft dem Kind aber, das Spiel zu strukturieren. Manchmal muß sich der Therapeut zum Objekt machen, damit das Kind Subjekt werden kann. Dann

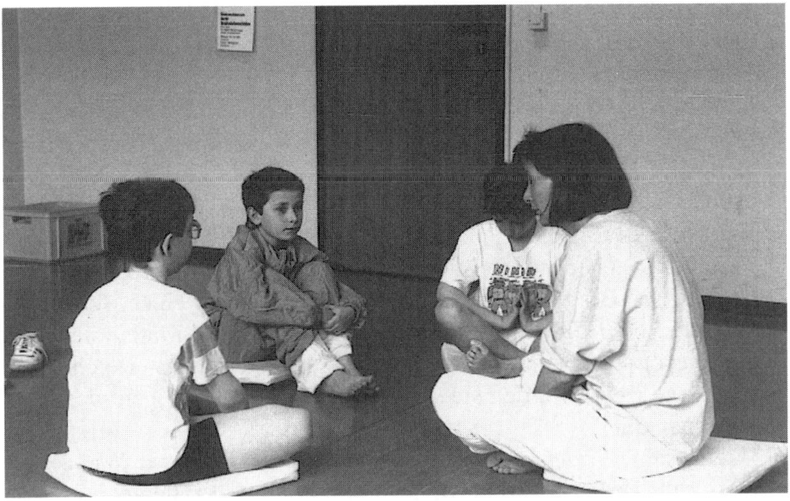

Abb. 26: Im psychomotorischen Raum sind Begrenzungen notwendig. Die Kinder und die Therapeutin sprechen zu Beginn der Stunde über die Regeln.

wieder verkörpert er die ‚Regel/Autorität', und seine Verbalisierung kann sehr direktiv werden" (Aucouturier/Lapierre 1978, 104).

Es geht also nicht ausschließlich um Non-Direktivität, sondern um den komplementären Wechsel zwischen Non-Direktivität und direktivem Verhalten. Dabei setzt die Therapeutin ihre Autorität jedoch nicht ein, um ihre Machtposition gegenüber dem Kind auszunutzen, sondern um dem Kind eine bestimmte Struktur zu ermöglichen, an der es sich orientieren kann und in der es mit der Zeit die eigene Autonomie entwickeln lernt.

Über die Struktur im Raum, die Spielregeln und den Abschluß der Sitzungen im Bereich der Distanznahme erfolgt eine gewisse Verankerung in der Realität, die notwendig ist, damit sich das Kind nicht in seinem emotionalen symbolischen oder imaginären Ausdruck verliert und der Übergang in die Realität außerhalb des Psychomotorik-Raumes gut gelingt.[31]

Die psychomotorische Beobachtung

Der Ausdruck des Kindes in den drei Bereichen Sensomotorik, Symbolik, Konstruktion bzw. innerhalb der beschriebenen Phasen ist für die Psychomotorik-Therapeutin Ausgangspunkt ihrer Beobachtung. Nach der Stunde vergegenwärtigt sie sich die Aktivitäten des Kindes unter verschiedenen Fragestellungen:

- Wie ist die Beziehung des Kindes zum *Raum?* Nutzt das Kind den ganzen Raum? Nutzt das Kind alle angebotenen Bereiche oder bleibt es in einer Ecke? Wie bewegt sich das Kind im Raum fort? Entlang der Längsachse, oder erobert es den Raum in immer größeren Kreisen? Durchquert es den Raum diagonal? Welche Richtungsebenen bevorzugt das Kind – eher die horizontale oder auch die vertikale Raumebene?
- Wie ist seine Beziehung zur *Zeit?* Wie geht das Kind mit der ihm zur Verfügung stehenden Zeit um? In welchem Bereich verbringt es die meiste Zeit? Bleibt es dort lange? Fixiert es sich auf einen Bereich?
- Wie ist seine Beziehung zu den *Materialien?* Welche Materialien werden (bevorzugt) benutzt? Was sind das für Materialien – weiche, harte, eckige usw.? Werden sie symbolisch benutzt? Wie geht das Kind mit ihnen um?
- Wie ist seine *Beziehung zur Psychomotorik-Therapeutin?* Wie gestaltet sich die Beziehung vom Kind zur Psychomotorik-Therapeutin? Wie nähert es sich an? Über Provokation oder Aggression? Über Opposition? Flüchtet es vor dem Kontakt? Versucht es zu gefallen? Verhält sich das Kind ambivalent? Beobachtet es den Erwachsenen? Sucht es Aufmerksamkeit und Beachtung? Wie ist der bevorzugte Kommunikationsmodus des Kindes? Verbal, nonverbal?
- Wie ist die *Beziehung zum eigenen Körper?* Wie drückt das Kind seine Geschichte über den Körper aus? Die Psychomotorik-Therapeutin beobachtet somatische Aspekte wie die Körperhaltung, die Bewegungsformen und den Tonus. Wie ist seine Haltung? Wie sind die Bewegungen des Kindes – geschmeidig, steif? Welcher Art sind die Bewegungen? Gibt es bevorzugte Bewegungen, auffallende Bewegungen? Wie ist der Tonus – angespannt, entspannt? Hyperton, hypoton? Wie ist der allgemeine Körperausdruck – die Haut, die Mimik, der Augenausdruck, der Mund, die Gestik, die Körperproportionen? Wie ist seine Sprache?
- Wie geht das Kind mit der ihm angebotenen Möglichkeit zur *Destruktion/Zerstörung* um? Ist es fähig oder unfähig, zu zerstören? Wie zerstört es? Wie ist seine Dynamik bezüglich Zerstörung und Wiederaufbau?

Die Neuheiten, Veränderungen oder Wiederholungen in den Handlungen des Kindes hält die Psychomotorik-Therapeutin nach jeder Stunde fest. Eine umfassende Beschreibung des Kindes in einer psychomotorischen Sitzung wird so möglich – ohne das Kind in eine enge Testsituation zu zwingen, in der es seine Kompetenzen unter Beweis stellen soll und sein Verhalten auf bestimmte, vorgegebene Teilaspekte reduziert wird. Die Therapeutin vergegenwärtigt sich den Ablauf der Stunde, um der Problematik und den Schwierigkeiten des Kindes so nahe wie möglich zu kommen. Das, was sie so über das Kind erfährt, dient dann aber nicht dazu, nachfolgende Stunden zu lenken, sondern die Situation des Kindes besser zu erfassen.

Die Aufgabe der Psychomotorik-Therapeutin und ihre Ausbildung

In psychomotorischer Praxis geht es nun aber nicht nur darum, dem Kind einen Raum mit bestimmten Angeboten zur Verfügung zu stellen und es in seinem Ausdruck in diesem Raum zu beobachten. Die Rolle der Therapeutin ist weit komplexer und stellt hohe Anforderungen an die Persönlichkeit.

Die nicht geplante, nicht vorstrukturierte Situation im psychomotorischen Raum bringt die Therapeutin in eine bestimmte Position gegenüber dem Kind. Die Offenheit der Situationen ist nur eine Situation scheinbarer Freiheit. Selbst wenn sich die Therapeutin jedweder Intervention enthält, ist sie doch ständig als Person mit einer bestimmten Rolle anwesend; sie stellt den Raum zur Verfügung, sie gibt die Gegenstände, sie erlaubt die Situation. Das Kind fühlt sich verpflichtet, etwas zu machen, möglichst etwas, das dem Wunsch des Erwachsenen entspricht. Verwirrenderweise drückt dieser jedoch weder seinen Wunsch noch seine Beurteilung aus. So gerät das Kind zunächst in eine Situation großer Unsicherheit. Auf solche Freiheiten sind Kinder im allgemeinen nicht vorbereitet. Sehr schnell ruft das Abwehrmechanismen hervor, Verteidigungs- und Ausweichverhalten. Das Kind muß sich gegenüber „Autorität" verhalten, muß die Beziehung zum anderen gestalten.

Die Therapeutin muß sich bewußt sein, welche Rolle sie aus der Sicht des Kindes innehat. Es geht nicht um sie als Person. Entscheidend ist, wie das Kind sie als Therapeutin erlebt und welchen Status es ihr gibt (vgl. Aucouturier/Lapierre 1984a, 21 f.). Mit anderen Worten: Die Therapeutin geht eine Übertragungsbeziehung ein, in der die Beziehung zwischen Mutter und Kind, Eltern und Kind symbolisiert wird und die tiefe affektive Geschichte des Kindes ihren Ausdruck findet. Die Therapeutin geht mit dem Kind eine privilegierte Beziehung ein, die sich von anderen Beziehungen unterscheidet. Eine Beziehung, die es dem Kind ermöglicht, einige der phantasmatischen Beziehungen wiederzuerleben, die es nicht in befriedigender Art und Weise gelebt hat.

Der Körper der Therapeutin ist dabei das wirksamste „Mittel", um das Auftauchen der originären Phantasmatik zu ermöglichen. Der Körper der Therapeutin steht dem Kind nicht als passives, sondern als aktives Objekt

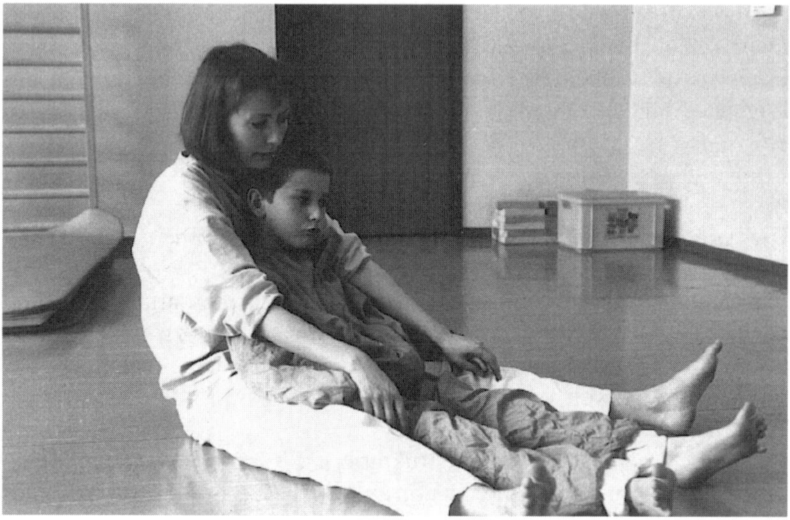

Abb. 27: Die Therapeutin bringt ihren Körper, ihre Person in die Beziehung mit dem Kind ein.

zur Verfügung. Die Therapeutin handelt und antwortet über ihren Tonus. Sie wird tonisch zur „Mutter" oder zum „Vater", über den Tonus bietet sie Widerstand oder nimmt das Kind an, tonisch bietet sie Sicherheit, über den Tonus drückt sie Zerstörungswut oder Angst aus. Es geht um eine ständige Anpassung an die tiefen Bedürfnisse des Kindes.

Die Therapeutin leiht dem Kind ihren Körper als Spiegel seiner Phantasmen, damit es seine Verteidigungshaltung aufgeben lernt und einen Ausdruck in seiner Beziehung zur Welt findet. Ihr Körper wird zum Ersatz für den Körper der Eltern, mit dem die meisten originären Phantasmen verbunden sind. Dabei enthüllt der Körper der Therapeutin das, was das Kind nicht sagen, nicht schreiben, nicht malen kann. Ihr Körper enthüllt die Phantasmen, die das Kind unbewußt in seinem Handeln ausdrückt. Psychomotorische Therapie zielt darauf, daß das Kind sich von seiner körperlichen Phantasmatik löst und Zugang zu Expression und Kommunikation findet (Aucouturier/Lapierre 1978, 61).

„Die wirkliche, tiefe Persönlichkeit strukturiert sich nicht über den intellektuellen Bereich. Sie strukturiert oder restrukturiert sich in Abhängigkeit von der Entwicklung der Phantasmen über ein emotionales Erleben, in dem der Körper immer präsent ist (...). Unsere verbale Intervention ist folglich sehr begrenzt und hat allenfalls symbolischen Gehalt. Wir intervenieren beim Kind vor allem über die Handlung: die Stellungen, Haltungen, Bewegungen, die Distanz unseres eigenen Körpers; die Befriedigung oder Frustration, die wir dem Kind über unser Handeln vermitteln" (S. 73 f.).

Neben vielen anderen Anforderungen an die Person der Therapeutin stellt für mich die Fähigkeit, eine Beziehung, und zwar eine tiefe Beziehung zum Kind einzugehen, die grundlegende Voraussetzung für die therapeutische Arbeit dar.[32] Eine Therapie, die nicht getragen wird von der menschlichen Beziehung, bleibt leer, folgenlos, ohne Resonanz. Die Therapeutin fühlt sich über die Beziehung in die Schwierigkeiten des Kindes ein und gewinnt so ein Verständnis davon, was dem Kind fehlt bzw. was es braucht (Abb. 27). Winnicott hat die Identifikationsfähigkeit der „genügend guten Mutter" beschrieben – sie weiß sehr genau, welches Maß an Halt, Zuverlässigkeit, Kontinuität usw. ihr Kind braucht. Dem Kindertherapeuten weist Winnicott die gleiche Eigenschaft zu. Er übernimmt „Mutter-Rolle".[33] Dies wird am folgenden Beispiel besonders deutlich.

Nadine kommt zur Psychomotorik-Stunde, weil niemand mehr mit ihr zurechtkommt. Überall – im Elternhaus wie in der Schule – hat Nadine Probleme. Überall nimmt sie die Außenseiter- und Sündenbock-Rolle ein, eckt an, lügt, bestiehlt und schlägt die anderen Kinder. Sie ist aggressiv und provoziert. Je mehr sie abgelehnt wird, desto aggressiver wird sie – und umgekehrt. Ihr erstes Selbstbildnis (Abb. 28) – ein Mädchen mit herausgestreckter Zunge. So sieht sie sich selbst, und so sieht sie auch ihre Umwelt – frech und böse. Das einzig Positive, das sie bisweilen von ihrer Umwelt hört, sind Bemerkungen über ihre strahlend-grünen Augen. Sie sind in ihrer Zeichnung deutlich hervorgehoben.

Zur Psychomotorik-Stunde kommt Nadine gerne. Ist es doch der einzige Tag in der Woche – so sagt die Mutter –, an dem Nadine pünktlich aus der Schule zurück ist und schon eine halbe Stunde vor Abfahrt an der Bushaltestelle steht. Nadine zeigt mir diese Freude jedoch keineswegs. Auch im Psychomotorik-Raum provoziert und verwei-

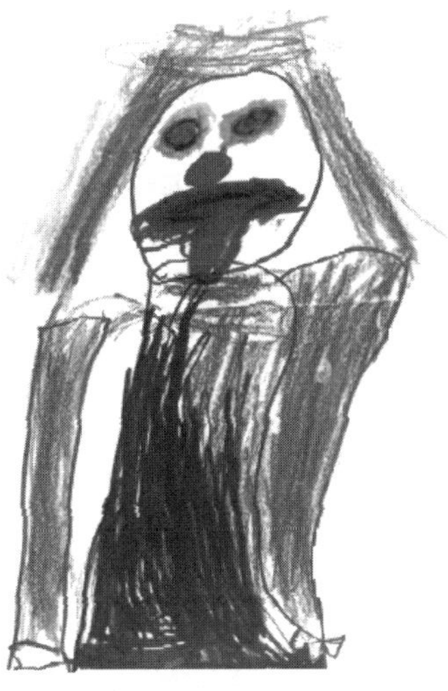

Abb. 28: Nadine (8 Jahre) malt sich selbst als „Mädchen mit herausgestreckter Zunge" – so sieht sie sich selbst, so sieht sie auch ihre Umwelt.

gert sie, ist frech und trotzig. Sie hockt sich dann unter die Rutschbahn, umschließt mit ihren Armen ihre angewinkelten Beine, steckt den Kopf zwischen Arme und Beine und blinzelt nur ab und zu unter dem Ellenbogen hervor, um meine Reaktion zu prüfen. Einerseits will sie mich durch Verweigerung provozieren, andererseits bringt sie über ihre Körperhaltung aber auch ihre Verschlossenheit und Isolation zum Ausdruck. Sie wirkt einsam und unerreichbar so, wie sie dasitzt. Meine Worte und Spielangebote, Ermunterungen oder der Ausdruck von Ärger – nichts hilft, um sie aus ihrer Position hervorzulocken. Das ist nach einigen ähnlich verlaufenen Sitzungen nur zu deutlich geworden.

Um besser verstehen zu können, was in ihr vorgeht, nehme ich in der gegenüberliegenden Ecke im Raum die gleiche Körperhaltung wie sie ein, ganz verschlossen, ganz allein. Manchmal, wenn ich aufschaue, begegnen sich für einige Sekunden unsere Blicke. Nadine schaut ganz schnell wieder weg. Ich will ihr deutlich machen, daß mich ihre Verweigerung nicht provoziert, sondern daß ich sie zu verstehen suche. Nach einer langen Weile gehe ich zu ihr. Nadine hält den Kopf fest zwischen ihren Armen verborgen und rührt sich nicht. Ich setze mich hinter sie, so daß ihr Rücken an meinem Bauch lehnt und lege meine Arme behutsam um ihre Arme. Nadine wehrt nicht ab, ich spüre, daß ihr Körper sich langsam entkrampft, daß sie losläßt und ihr eigenes Halten langsam aufgibt. Sie spürt, daß sie gehalten wird. Mit der Entkrampfung ihres Körpers brechen ihre Gefühle unvermittelt hervor: Sie beginnt zu weinen, erst leise, dann immer heftiger und hört für eine lange Zeit nicht mehr auf. Währenddessen bleiben wir beide in gleicher Position sitzen. Nadine hat lange nicht mehr geweint, die weiche Seite in ihr lange weggedrängt und ihre ganze Stärke in die Aggressivität, den Angriff gelegt.

Winnicott hat das „Halten" als besonders wichtigen Aspekt in der mütterlichen Fürsorge beschrieben – das physische Halten, das zum psychischen „Gehalten-Werden" wird.[34]

Das tiefe empathische Verstehen eines Kindes und die Anpassung an seine Bedürfnisse sind die Grundlagen für eine hilfreiche therapeutische Beziehung. Die Beziehung und Anpassung über den Körper wird von Menschen sehr tief erlebt und erreicht sie in der Regel stärker, schneller und eindringlicher als Worte.

„Die Herstellung dieser Beziehung hängt ab von der Qualität der tonischen Antwort, die der Therapeut dem unbewußten Bedürfnis des Individuums entgegenzubringen vermag. Wenn er sensibel für die Bedeutung der Geste sein muß, muß er noch weit sensibler für die feinsten tonischen Veränderungen sein, die ihm den Weg für seine Intervention weisen" (Aucouturier/Lapierre 1978, 9).

Aucouturier nennt diese Haltung des Therapeuten in Anlehnung an C. R. Rogers „tonische Empathie". Empathie bezeichnet die Fähigkeit, sich in den anderen hineinversetzen zu können, ihn so anzunehmen wie er ist, und ihn zu verstehen. In der tonisch-empathischen Beziehung kann die Therapeutin über ihren Körper empfinden, was das Kind empfindet. Über eine tonisch-empathische Haltung kann sie den Emotionen des Kindes so nahe wie möglich sein, ohne sich jedoch in ihnen zu verlieren, und kann die Situation aus der Sicht des Kindes wahrnehmen. In dieser tiefen

Beziehung zwischen Therapeutin und Kind wird die Gegenübertragung auf das Kind zum Thema.

„Seinen Körper dem anderen in einer therapeutischen Beziehung zur Verfügung zu stellen, erfordert (...) eine konstante Beherrschung der eigenen Triebe und tonischen Reaktionen – Beherrschung, aber nicht Verdrängung! Die psychomotorische Beziehung ist gerade nicht kalt, unpersönlich, technisch. Sie erfordert ein persönliches ‚Sich-Einbringen', eine gewisse emotionale Anteilnahme, ohne die es nicht zu einer tiefen Kommunikation kommt" (S. 76). Und dennoch muß die Therapeutin eine gewisse Distanz zu den gelebten Emotionen bewahren. Wenn sie sich nämlich von ihrer Emotion überwältigen läßt, so daß sie nur noch ihrem eigenen Bedürfnis nachgeht, ist sie nicht mehr in der Lage, die Beziehung zu kontrollieren, und statt auf die Bedürfnisse des Kindes einzugehen, zwingt sie ihm, möglicherweise unbewußt, ihre eigenen auf.

„Wenn man mit dem Körper arbeitet, entwickelt sich eine Übertragungsbeziehung oft sehr rasch und sehr heftig, weil man an eine archaische, affektive Sensibilität rührt, die eng mit dem Bild des Vaters und besonders der Mutter verbunden ist. Die Übertragung ist Teil psychomotorischer Therapie (...) und der Therapeut muß folglich seine Gegenübertragung beherrschen (...). Dies ist nur über eine aufmerksame Haltung und Analyse des eigenen Unbewußten möglich" (Aucouturier/Lapierre 1978, 73 f.).

Der Umgang mit dem Körper, Nähe und Distanz, Sensibilität und Beherrschung, Mitschwingen und Spiegeln von Gefühlen wie Wut, Trauer, Angst: Die vielfältigen Anforderungen an die Persönlichkeit der Therapeutin machen eine besondere Ausbildung erforderlich. Zum einen ist hier die fundierte theoretische und praktisch-didaktische Ausbildung zu nennen (s. Ausbildungsinstitute S. 100). Daneben ist es die „formation personelle", die Selbsterfahrung der (angehenden) Psychomotorik-Therapeutin im psychomotorischen Raum, die auf die zwischenmenschlichen Kompetenzen vorbereitet. Sie bietet Erfahrungsmöglichkeiten des eigenen Körpers, der eigenen Person in Bezug zu dem Raum, den Dingen und den anderen Menschen. Sie ermöglicht eine tiefe Erfahrung, Reflexion und Analyse der eigenen Person. Wie lebt die angehende Therapeutin ihren eigenen Körper? Wie lebt sie die Bewegung, Momente der Ruhe oder sogar des Schweigens? Wie lebt sie Passivität? Wie geht sie mit Emotionen um? Wie erlebt sie Ordnung oder Unordnung, Konstruktion oder Zerstörung? Wie erlebt sie Wiederholungshandlungen? Wie geht sie mit Macht um? Welches Bewußtsein hat sie von ihrer eigenen Autorität? Kurz: Wie verhält sich die Therapeutin in Situationen, denen sie in der täglichen Praxis mit dem Kind begegnen wird?

In der psychomotorischen Therapie geht es um die Fähigkeit, ein Kind annehmen zu können. Die Sensibilisierung gegenüber den eigenen Empfindungen – den Ängsten, Sehnsüchten, Widerständen usw. – ist notwendig für eine beziehungsmäßige Kompetenz gegenüber dem Kind. Die Therapeutin kann sich ihre Kinder nicht aussuchen, sie muß jedes Kind, ob aggressiv oder gehemmt, „sympathisch" oder „unsympathisch" annehmen können, so wie es ist oder sich darstellt. Die Therapeutin braucht nicht nur eine große Sensibilität, sie muß sich ihrer eigenen Widerstände bewußt sein.

„Wenn die Fähigkeit, sich auf das Kind zu zentrieren, einen großen Teil des Erfolges unserer Praxis ausmacht, muß der Psychomotoriker zunächst einmal fähig sein, sich auf sich selbst zu zentrieren und zuallererst die feinsten somatischen Veränderungen seiner eigenen tonisch-emotionalen Haltung wahrzunehmen. Zum Beispiel können wir beim aggressiven Ausbruch eines Kindes trotz unserer Fähigkeit der Annahme an Grenzen unserer tonischen Empathie stoßen: eine Atembeklemmung, eine Irritation in der Kehle, ein anormales Schwitzen, ein verstärktes Schlucken, eine Anspannung im Unterleib, verkrampfte Gesichtszüge sind sofortige Anzeichen für Aggressivität oder Angst auf seiten des Praktikers, noch bevor die Gründe bewußt werden, die dieses somatische Ungleichgewicht hervorgerufen haben. Diese stressenden Empfindungen müssen als ‚Alarmsignal' betrachtet werden, daß die Grenze der Akzeptanz des Kindes erreicht ist (...). Die Blockierung der Kommunikation und Entwicklung des Kindes ist offensichtlich, trotz aller ursprünglich guten Absichten ihm gegenüber (...). Wenn der tiefe Sinn seiner Reaktionen dem Psychomotorik-Therapeuten nicht bewußt ist, ist es wünschenswert, daß er darüber mit einem Spezialisten spricht" (Aucouturier et al. 1984b, 54).

Die „formation personelle" als Erfahrungsfeld der angehenden Praktiker im psychomotorischen Raum mit seinen Materialien und seinen Möglichkeiten zur Körper-, Bewegungs- und Spielerfahrung darf nicht mit einer Therapie für Erwachsene gleichgesetzt oder verwechselt werden. Viele SchülerInnen machen neben ihrer Psychomotorik-Ausbildung aus diesem Grund eine eigene Psychotherapie, in der Regel eine Psychoanalyse.

Kehren wir noch einmal zu der Aufgabe der Therapeutin im therapeutischen Prozeß zurück. Die Psychomotorik-Therapeutin interveniert über ihren Körper, über ihre Körperhaltung, ihre Bewegungen, die Distanz oder Nähe, die sie über die Position ihres Körpers signalisiert. Über ihren Körper versucht sie, dem andern Spiegel zu sein, ähnlich wie die Mutter im „tonischen Dialog" mit ihrem Kind ihre Zuneigung, Zärtlichkeit, Annahme, Ablehnung, Aggression usw. ausdrückt. Sie geht auf diese archaische Kommunikationsform zurück, um eine Beziehung mit einem in seiner Entwicklung beeinträchtigten Kind eingehen zu können. „Das macht vielleicht die Qualität einiger Psychomotoriktherapeuten aus: daß sie besser ‚fühlen' als andere und auf ein ‚Nichts' vom anderen zu antworten verstehen" (Aucouturier/Lapierre 1978, 9).

In der Therapie mit „Bruno" konnte man in diesem Sinne noch von einer nonverbalen Therapieform sprechen. Heute kommt der verbalen

Intervention eine ebenso große Bedeutung zu. Die Therapeutin drückt dem Kind auch verbal das aus, was sie von ihm wahrnimmt und was das Kind unter Umständen nicht anzusprechen vermag oder wagt. Sie muß nicht nur eine ausgeprägte Fähigkeit besitzen, über den Körper wahrzunehmen und zu kommunizieren, sie muß auch die Präsenz entwickeln, das Wahrgenommene im entscheidenden Moment benennen zu können. Der Verbalisierung des eigenen Erlebens kommt deshalb in der „formation personelle“ eine ebenso wichtige Rolle zu wie den Situationen selbst.

Fassen wir die komplexe Rolle der Psychomotorik-Therapeutin noch einmal zusammen, so wird deutlich, daß sehr hohe Anforderungen an ihre Person gestellt werden. Persönliche Reife, ein umfassendes Bewußtsein der eigenen Person und Reflexionsfähigkeit korrespondieren mit einer außerordentlichen Beziehungsfähigkeit und Sensibilität. Voraussetzungen für eine fruchtbare Arbeit im psychomotorischen Raum sind Sensibilität im allgemeinen, körperliche Sensibilität im besonderen, Kommunikationsfähigkeit gegenüber dem Kind, die Fähigkeit zur emotionalen Annahme des Kindes und die Bereitschaft, auf die Übertragungsbeziehung einzugehen und die Affekte und Projektionen des Kindes anzunehmen. Es bedarf der eigenen Imagination, Kreativität, Spiel- und Bewegungsfreude, um der Phantasietätigkeit des Kindes folgen und sie strukturieren zu können. Ein gewisses Verständnis für die Sinnhaftigkeit der Aktivitäten sowie die Präsenz, diesen Sinn benennen zu können, kommen hinzu. Ein angemessener Umgang mit den Regeln im Raum, mit Macht und eigener Autorität ist notwendig. Schließlich muß die Therapeutin als „Ich“ existieren, um dem Kind bei seiner Identitätsfindung wirklich helfen zu können, sie muß von sich selbst ein positives Bild haben, um das Kind im Aufbau eines positiven Selbstbildes unterstützen zu können. Und nicht zuletzt zeichnet die Therapeutin ein unerschütterlicher Glaube aus, ein Glaube an die Entwicklung des Kindes und des Menschen – trotz der vielen Rückschläge.

Eine fundierte Ausbildung, die sehr viel Wert auf die tonisch-emotionalen Erfahrungsmöglichkeiten der Auszubildenden legt, ist das eine. Die Arbeitsbedingungen in den Institutionen, in denen therapeutisch interveniert wird – und das versteht sich als Forderung an die Verantwortlichen –, sind das andere. Die Therapeutin muß über ihre Situation und Arbeit mit dem Kind reflektieren und mit ausgebildeten KollegInnen sprechen können. Nach jeder Stunde braucht sie ausreichend Zeit, den Ablauf der Stunde reflektierend zu protokollieren. Institutionelle Realität ist heute immer noch – vielleicht zunehmend mehr durch die anscheinend gesteigerte Zahl therapiebedürftiger Kinder –, daß sich eine therapeutische Sitzung an die nächste reiht und somit keine Zeit zu Distanznahme und Reflexion bleibt. TherapeutInnen sind jedoch keine „Therapiemaschinen“, die beliebig viele Beziehungen zu Kindern eingehen und beliebig viele Schicksale mittragen und verkraften können. In einer therapeutischen Beziehung, die verändernd und hilfreich in der Entwicklung des Kindes sein will, kommt es entscheidend auf menschliche Qualitäten an. Qualitäten, die sich unter Leistungs- und Zeitdruck (Anzahl der Sitzungen, Therapiedauer im Gesamt) und angesichts der Forderungen der Institutionen und der Krankenkassen nach immer größeren Gruppen nicht entfalten können.

Auch Supervision wird häufig von seiten der Institutionen, in denen therapeutisch gearbeitet wird, mit Hinweis auf Zeit und Kosten abgelehnt, obwohl die Therapeutin hier die eigene Betroffenheit im Hinblick auf die Probleme und Auffälligkeiten der Kinder besprechen und verarbeiten könnte. In diesen Praktiken liegt viel Widersinn – gibt sich die Institution doch den Anschein, sie wolle den betroffenen Familien wirklich helfen. In dieser Verantwortungslosigkeit gegenüber Kind und Therapeutin spiegelt sich letztendlich eine menschenverachtende Einstellung wider: nicht der Mensch, sondern „die Kosten“ bestimmen die Argumentationslinie. Es ist zu kurz gedacht, die Qualität der Intervention leidet entscheidend darunter. Wird dann später eine erneute therapeutische Intervention beim Klienten (Krankheitsbehandlung, Sucht etc.) notwendig, ist der Kostenaufwand ungleich höher. Paradox ließe sich formulieren: Man muß Zeit „verlieren“ können, um Zeit zu gewinnen.

Es muß deutlicher ins Bewußtsein kommen, daß therapeutische Arbeit sehr intensiv und tief ist. Sie hat schöne, bewegende und kreative Seiten, aber sie ist auch schwierig und anstrengend: Die Therapeutin trägt eine hohe Verantwortung für das Kind. Hinzu kommt die Erwartungshaltung der Eltern, oft auch der Institution. Ein hilfreicher Schritt könnte sein, daß die Institutionen auf Leistungs- und Aufnahmedruck verzichten und an die Stelle von Überforderung die empathische Unterstützung ihrer TherapeutInnen setzen.

Bisher haben wir die Begründung für einen Zugang über den Körper in psychomotorischer Therapie, die daraus folgenden Zielvorstellungen und Umsetzungsmöglichkeiten in der Praxis sowie die wichtige Aufgabe der Psychomotorik-Therapeutin im therapeutischen Prozeß deutlich gemacht. Im folgenden soll es um die konkrete psychomotorische Praxis gehen. Welche Kinder werden in psychomotorischer Therapie aufgenommen? Wie lauten ihre Diagnosen? Wird in Einzel- oder Gruppentherapie gearbeitet? Wie werden die Eltern einbezogen? Schließlich werden exemplarisch zwei psychomotorische Stunden beschrieben (eine Einzeltherapie und eine Gruppensitzung), und der Umgang mit Aggressivität angesprochen.

Die Kinder, ihre Auffälligkeiten und das Problem der Diagnose

In der Regel sind es die Kinderärzte, denen die Kinder mit ihrem Entwicklungsrückstand in der Motorik, der Sprache und/oder dem Verhalten auffallen und die den Eltern zu einer psychomotorischen Förderung raten. Für die Eltern, die sich entschließen, mit ihrem Kind eine Therapeutin aufzusuchen, ist es dann jedoch keineswegs einfach, auch wirklich einen Therapieplatz zu bekommen. Die Aufnahmekapazität von Psychomotorik-TherapeutInnen, die in Frühfördereinrichtungen, heilpädagogischen Zentren und Erziehungsberatungsstellen arbeiten, ist meist auf Monate hin erschöpft. Trotz dieser für die TherapeutInnen, die Eltern und Kinder gleichermaßen belastenden Situation zögern die Krankenkassen weiterhin, die psychomotorische Therapie als verordnungsfähig anzuerkennen und dadurch den TherapeutInnen die Möglichkeit einzuräumen, sich in freien Praxen niederzulassen.

Die medizinischen Diagnosen der Kinder, die in psychomotorischer Therapie vorgestellt werden, lauten beispielsweise: zentralmotorische Störungen, Wahrnehmungsstörungen, Koordinationsstörungen, visumotorische Koordinationsstörungen, Muskelhypotonie, Teilleistungsstörung, allgemeiner Entwicklungsrückstand, Minimale Cerebrale Dysfunktion, etc. In fast allen Fällen finden sich auf das Verhalten der Kinder bezogene Zusätze: geringe Konzentration und Ausdauer, Unruhe, Unsicherheit, Ängstlichkeit, Gehemmt-Sein, Leistungsverweigerung bei Erwartungshaltung, Mangel an Spontaneität, Aggressivität, nicht gruppenfähig usw.

Für meine Arbeit mit Kindern ist entscheidend, daß ich sie nicht als Patienten behandle und sie nicht nur unter diagnostischen Festlegungen anschaue. Fast möchte ich sogar so weit gehen zu sagen, daß es für mich im Umgang mit den Kindern letztlich unwesentlich ist, ob ihre Schwierigkeiten auf einer organischen und/oder beziehungsmäßigen Störung beruhen. Nicht die Diagnose steht im Vordergrund, sondern der Versuch, das Kind in eine Entwicklungsdynamik zu führen, in der es wieder Mut faßt, sich dem Umgang mit Menschen und Dingen anzunähern.

Die Kinder, die zur psychomotorischen Therapie kommen, sind aggressiv, laut, stören, kapseln sich ab, sind ängstlich und weinerlich, oder weigern sich, groß zu werden, nässen ein, verweigern die Nahrungsaufnahme, leiden an Kopfschmerzen, zeigen Tics, haben Sprachschwierigkeiten und Lernprobleme. In ihrem unterschiedlichen körperlich-seelisch-geistigen Ausdruck, in ihrer unterschiedlichen Lebensgeschichte ist ihnen gemein, daß sie Schwierigkeiten in der Kontaktnahme und dem Umgang mit sich selbst, den Menschen und Dingen haben. Auch wenn die Beeinträchtigung eines Kindes auf einer hirnorganischen Schädigung beruht, kann es doch nur darum gehen, dem Kind zu helfen, wieder an sich zu glauben; unterstützt in und von einer tragfähigen Beziehung, um mit der Beeinträchtigung umgehen zu lernen, ohne daß daraus ein Gefühl der Minderwertigkeit erwächst.[35] Es ist eine Illusion, vielleicht auch ein Wahn, der heutzutage übliche Machbarkeitswahn, zu glauben oder den Eltern zu vermitteln, das Kind könne durch Therapie geheilt werden, das Problem könne „wegtherapiert" werden. Ich „arbeite" nicht „an" den Defiziten und Symptomen der Kinder, ich „behandle" sie nicht. Es geht mir immer um die Entfaltung der Kinder hin zu Identität und Autonomie, um ihre Beziehungen mit der Umwelt.

In dieser Hinsicht ist das therapeutische Konzept von Aucouturier dem Ansatz des italienischen Kinderneurologen und -psychiaters Adriano Milani Comparetti sehr nahe. Dieser formuliert ähnliche therapeutische Zielsetzungen und lehnt medizinische Entwicklungsmodelle ab, die die „Standardabweichungen" der Kinder in isolierten Testsituationen herausfiltern, um sie im Anschluß in „bruchstückhaften, isolierten Therapien" unterzubringen. Im Gegensatz zu quantitativen Diagnostik- und Testverfahren wird der qualitativen Beobachtung im pädiatrischen Förderkonzept Milani Comparettis ein hoher Stellenwert eingeräumt (Höhne 1991).

Es sei in diesem Zusammenhang noch einmal an die Arbeiten von v. Lüpke erinnert, die sich um die Erweiterung der Perspektiven in der Medizin bemühen. Weder die Ausschließlichkeit, mit der frühkindliche Hirnschädigungen behauptet werden, noch die ausschließliche Suche nach interaktionellen Beeinträchtigungen sind hier angemessen. Vielmehr sollten MedizinerInnen und TherapeutInnen verstärkt zusammenarbeiten und gemeinsam qualitative Beobachtungskriterien erarbeiten, um auf die individuelle und unwiederholbare Lebensgeschichte des einzelnen Menschen angemessen eingehen zu können. Der Psychomotorik-Therapeutin stehen in diesem Zusammenhang bestimmte Beobachtungskriterien (s. S. 55 f.) zur Verfügung. Sinnvoll wäre es aber auch, daß der Mediziner das Kind nach seinen Beobachtungskriterien im Raum sieht, statt es in einer einmaligen, dem Kind fremden Situation innerhalb kurzer Zeit, in der es seine Leistungen unter Beweis stellen soll, zu beurteilen.

Der Ruf vieler (nicht aller) MedizinerInnen (und auch der Krankenkassen) nach rein funktionalen Therapieformen wirkt vom heutigen Wissensstand um so unverständlicher – allein scheint dieses Problem bereits vor Jahrhunderten erörtert worden zu sein:

> „Denn das ist der größte Fehler bei der Behandlung der Krankheiten, daß Leib und Seele allzusehr voneinander getrennt werden. Wobei es doch nicht getrennt werden kann – aber das gerade übersehen die griechischen Ärzte und darum entgehen ihnen so viele Krankheiten, sie sehen nämlich niemals das Ganze. Dem Ganzen sollten sie ihre Sorge zuwenden, denn dort wo das Ganze sich übel befindet, kann unmöglich ein Teil gesund sein."
>
> Platon, 427 – 347 v. Chr. (Sämtliche Werke 1, 245)

Einzeltherapie

Die Arbeit mit dem Kind beginnt in Einzelsitzungen. Die Therapeutin kann eine intensive Beziehung zum Kind aufbauen und sich ganz auf seine Bedürfnisse konzentrieren. Sie kann die Schwierigkeiten und Auffälligkeiten des Kindes genauestens wahrnehmen, ohne von anderen Kindern abgelenkt zu werden. Die Phase der Einzeltherapie kann dabei sehr kurz sein, aber auch einige Wochen oder sogar Monate dauern, je nach der Problematik des Kindes. Halten wir uns vor Augen, daß über die besondere Problematik eines Kindes die Beziehung zu den Eltern häufig beeinträchtigt und das Selbstwertgefühl des Kindes geschwächt, wenn überhaupt vorhanden ist. Der Kontakt zu anderen Bezugspersonen wie ErzieherInnen, LehrerInnen und den anderen Kindern überfordert in der Regel das Kind mit Schwierigkeiten, der Kontakt ist oft extrem erschwert.

Lernen innerhalb einer sozialen Gruppe ist aber erst dann möglich bzw. effektiv, wenn ein Mensch ein relativ gefestigtes Selbst entwickelt hat. Das Kind muß zunächst einmal die Überzeugung erlangt haben, daß es liebenswert und wertvoll für die anderen ist, daß es in seiner Persönlichkeit anerkannt und in seinen Bedürfnissen wahrgenommen wird. Es muß sich selbst als handlungsfähiges Individuum wertschätzen und Vertrauen zu sich und seiner Umwelt entwickeln.

Identitätsentwicklung und Selbstwertgefühl hängen eng und unmittelbar mit den Erfahrungen des Kindes in seinen Primärbeziehungen zusammen. Liegen in diesem Bereich Störungen vor, kann eine sinnvolle therapeutische Arbeit konsequenterweise nur dort ansetzen, das heißt über eine intensive Beziehung zum Kind versuchen, Defizite in den motorischen, affektiven und kognitiven Erfahrungen des Kindes aufzufangen, zu neuen Erfahrungen zu ermutigen und dem Kind zu helfen, ein positives Bild seiner selbst aufzubauen. Erst danach wird es möglich sein, andere Sozialbeziehungen angstfrei zu bewältigen und für (beispielsweise schulisches) Lernen offen zu sein.[36] Das Kind zeigt sehr deutlich, wann es zu diesem Schritt bereit ist. In der Therapie kommt es zu einer Ablösungs- und Verselbständigungsphase, vergleichbar der Ablösung innerhalb der Primärgruppe, wenn das Kind sich von der Mutter frei macht.

Die Integration in eine therapeutische Gruppe ist dann für die weitere Entwicklung des Kindes notwendig, sie wird in der Regel vom Kind sehr positiv aufgenommen und sogar gewünscht. Kinder wie Martin und Kevin, von denen wir weiter oben gehört haben, waren zu Beginn der therapeutischen Intervention noch völlig in ihrer eigenen emotionalen Geschichte verfangen. In einer Gruppe wären sie überfordert und in ihrer Entwicklung nicht angemessen zu unterstützen gewesen. – Alle Einzeltherapien gehen nichtsdestotrotz in Gruppentherapien über.

Die gruppentherapeutische Phase

Stehen in der Einzeltherapie vorwiegend die negativen Erfahrungen des Kindes, seine Bedürfnisse und Schwierigkeiten im Mittelpunkt, ist nun der Sozialisationsprozeß im Zusammensein mit anderen Kindern das neue Lernfeld. Die Integration in die Gruppe führt ein realistisches Moment in den therapeutischen Prozeß ein, insofern als der Mensch als soziales Wesen in Gruppen lebt. Der begonnene Loslösungsprozeß des Kindes aus der therapeutischen Zweierbeziehung verstärkt sich. Auch unter Berücksichtigung der intensiven Beziehung zwischen Therapeutin und Kind, ist der Übergang in die Kleingruppe für beide sinnvoll und geeignet, um wieder voneinander Abstand gewinnen zu können.

In der Einzelphase hat das Kind eine gewisse Selbständigkeit und Kontaktfähigkeit erworben, in der Gruppe kann es das gegenwärtige Verhalten erleben und erproben. In der Gruppe geht es darum, einen Platz zu finden, anerkannt zu werden, seinen Standpunkt behaupten zu können, aber auch um Rücksichtnahme gegenüber den anderen Kindern, um Toleranz- und Anpassungsbereitschaft. Kinder mit Schwierigkeiten haben Probleme mit sich, den anderen und den Dingen. In der Gruppe können sie nun üben, neue Beziehungen zu anderen Kindern einzugehen.

Besonders zu Beginn der Gruppenarbeit ist diese neue Situation oft schwierig. Die alten Abwehrmechanismen, die sich in der Einzeltherapie so sehr verändert hatten, brechen in dieser neuen, ungewohnten Situation vehement hervor: Die Kinder sind verunsichert und provozieren erneut, sind aggressiv und greifen schwächere Kinder an. Sie ziehen sich plötzlich wieder zurück, weinen nach ihrer Mutter und appellieren an die ständige Aufmerksamkeit und Zuwendung der Therapeutin. In dieser Anfangsphase ist es wichtig, daß die Therapeutin sich angesichts der scheinbaren Rückfälle nicht aus der Ruhe bringen und erschrecken läßt. An ihr liegt es, den Kindern wieder Sicherheit im Raum zu bieten. Sie macht deutlich, daß jedes Kind weiterhin den Raum nach seinen Wünschen nutzen darf und bietet eine gewisse Struktur für das Zusammensein der Kinder in Form der beschriebenen Regeln.

Die Gruppensituation mit ihrem Reichtum an unterschiedlichsten Situationen ist dann der Einzeltherapie vorzuziehen, wenn das Kind keine exklusive Zweierbeziehung, wenn es den Körper des anderen nicht mehr für sich allein braucht.

Aggressiver Kampf um den Besitz von Gegenständen oder um die Zuwendung der Therapeutin, Zuflucht zur Gruppe oder ihre Ablehnung, Wahl oder Zurückweisen der Partner, aktive Beziehungsaufnahme oder passives Abwarten, Kooperation mit der Gruppe oder ihr Boykott, Kreativität oder Zerstörungswut, Akzeptanz oder Ablehnung des Anführers, autonome Aktivitäten oder Rückzug aus der Gruppe – all dies sind signifikante Situationen des täglichen Lebens. Solche Situationen bestimmen auch die Gruppentherapie und bringen die Persönlichkeit der Kinder und ihre Konflikte deutlich zum Vorschein. Damit sich diese Situationen aber entwickeln können, muß die Therapeutin sie erlauben. Sie muß das traditionelle pädagogische Vorgehen, daß jeder das gleiche zur gleichen Zeit machen muß, überwinden. Das Vorrecht der Gruppe gegenüber dem einzelnen wird aufgegeben zugunsten interindividueller Beziehungen innerhalb der Gruppe. „Wenn man auf die Bedürfnisse ‚schwieriger', ‚gestörter' Kinder antworten will, muß man jedem die Möglichkeit geben, in Kommunikation zu treten. Für manche ist das eine aggressive Kommunikation, für andere eine verschmelzende, eine nahe oder distanzierte, eine direkte oder indirekte. Wir versuchen, die persönliche Beziehung in der Begegnung zu entwickeln" (Aucouturier/Lapierre 1978, 68 f.).

Zeitweise entwickelt die Gruppe natürlich auch eine gemeinsame Aktivität. Darin drückt sich die Lust am gemeinsamen Tun aus, nicht aber eine Verpflichtung. Für strukturierte Aktivitäten wird das Kind um so offener, je mehr es seine affektiven Probleme gelöst, seine affektive Sicherheit wiedergefunden hat und seine Identität gegenüber den anderen und gegenüber dem Erwachsenen behaupten kann.

Zeitweise braucht das einzelne Kind auch weiterhin die besondere Aufmerksamkeit oder Zuwendung der Therapeutin. Die Therapeutin geht dann auf die Einzelaktivität des Kindes so ein, daß die Beziehung zu den anderen Kindern erhalten bleibt: Sie bleibt mit ihnen verbal oder per Blick in Kontakt, kommentiert ihre oder die eigenen Aktivitäten und schafft Situationen, die die Kommunikation der Kinder untereinander wieder herstellt. Die Übertragung auf die Therapeutin wird erleichtert, Übertragungsbeziehungen zwischen den Kindern entstehen.

Mit der Zeit reifen die Beziehungen der Kinder untereinander. Immer weniger brauchen sie die Therapeutin, immer selbständiger strukturieren sie ihr Spiel. Bleibt die Autonomie der Gruppe und der einzelnen Kinder über einen längeren Zeitraum erhalten, kann an eine Beendigung der therapeutischen Situation in der Kleingruppe gedacht werden. Ein Übergang in eine größere Gruppe, die nicht therapeutisch ist, wird möglich. Die Ablösung stellt zu diesem Zeitpunkt für das einzelne Kind kein Problem mehr dar (Abb. 29).

Die Größe einer therapeutischen Gruppe orientiert sich daran, daß die Kontaktnahme der Kinder untereinander und ihre Kreativität im Mittelpunkt steht und nicht ein bestimmtes Übungsangebot. Aus gruppendynamischer Sicht ist die Einrichtung einer kleinen Gruppe von drei Kindern zu befürworten, sofern die Therapeutin alleine, das heißt ohne Kolleginnen arbeitet. Es liegt in der Natur der Dreiergruppe, daß die Beziehungen

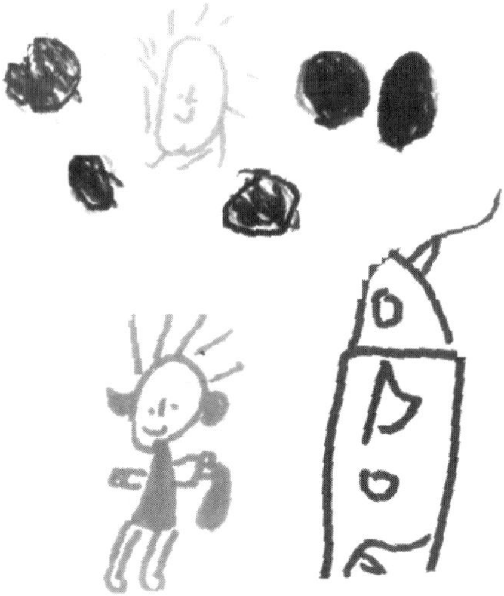

Abb. 29:
Toni, ein anfangs sehr gehemmter, scheuer Junge, der sehr auf die Therapeutin fixiert war, mauserte sich in der Gruppe mit der Zeit zum Anführer und malte in seiner letzten Therapiestunde das Bild „Frau Esser geht nach Hause".

der Kinder untereinander im Fluß bleiben. Paarbildungen und damit cin Rückfall in die Zweierbeziehung lassen sich so weitgehend vermeiden. Zudem ist eine solch kleine Gruppe für die Kinder überschaubar. Eine Gruppe ist erst dann „effektiv", wenn alle Mitglieder untereinander in Kontakt treten, miteinander kommunizieren und diesen Kontakt auch dauerhaft halten können.

Es führt zu nichts, Kinder, die in ihrer Beziehungsfähigkeit zur Welt beeinträchtigt sind, erneut durch zu große Gruppen zu überfordern. Die gängige Praxis, Kinder mit Schwierigkeiten so schnell wie möglich in therapeutischen Gruppen von mindestens sechs bis sieben Kindern, die alle ihre besonderen Probleme haben, unterzubringen, verhindert nach meiner Überzeugung, daß Kinder in ihrer Entwicklung tiefgreifend unterstützt werden. Ein solches Vorgehen hat reine Alibi-Funktion. Es wird so getan, als würde alles Mögliche mit den Kindern unternommen, dabei handelt es sich nicht selten um reinen Aktionismus. Auch die therapeutische Kleingruppe muß ebenso wie die Einzeltherapie Schonraum für das Kind in Schwierigkeiten sein.

Beispiele aus Psychomotorikstunden

Martin, fünf Jahre alt, von dem wir nun schon mehrmals gehört haben (S. 9 f., 25 f.), ist von der Kinderärztin aufgrund von Wahrnehmungs- und zentralmotorischen Störungen, aufgrund seiner geringen Aufmerksamkeitsspanne und seines schweren Sprachentwicklungsrückstands zur psychomotorischen Therapie überwiesen worden. Die Eltern klagen über seine Unruhe, Schlafstörungen und sein aggressives Verhalten. Im Kindergarten hampelt er herum, manchmal greift er andere Kinder an, stört und ist laut, dann wieder zieht er sich zurück, weint und spielt den ganzen Vormittag alleine.

Wenn Martin zur Psychomotorik-Stunde kommt, zeigt sich seine Unruhe sofort: Er rennt im ganzen Raum umher, hierhin und dorthin, faßt wahllos dieses und jenes an, klettert und springt, klettert und rutscht, rennt wieder umher, faßt wieder einen beliebigen Gegenstand an, betrachtet ihn kurz und legt ihn wieder weg, rennt wieder zur Rutschbahn und so fort. Ständig ist sein Körper in Bewegung. Seine Bewegungen sind unkoordiniert, fahrig und überhastet. Es sieht aus, als rette er sich durch Geschwindigkeit über irgend etwas hinweg. Seine Bewegungen sind alles andere als sicher. Oft trippelt er auf Zehenspitzen wie ein Kleinkind. Viele Male fällt er in der Stunde hin, zeigt aber keine Schmerzen dabei.[37] Sein gesamter Körper wirkt unstrukturiert und verkrampft, sein Tonus ist stark gespannt. Während seines hektischen Tuns spricht Martin ohne Unterlaß – so viel und schnell er sich bewegt, so viel und schnell spricht er auch. Er füllt den Raum mit Bewegungen und Worten![38]

Der Mundbereich dagegen ist schlaff und ohne Spannung. Martin ist nur schwer zu verstehen. Er erzählt unzusammenhängende, wirre Geschichten aus zahlreichen Kindersendungen. Er ist es gewöhnt, diese Sendungen alleine anzuschauen, er ist es gewöhnt, alleine zu spielen. Zu Beginn der Stunde geht er keinen Kontakt ein, die imaginären Figuren, von denen er spricht, sind seine Bezugspersonen.[39]

Hier nun eine typische Stunde mit Martin, es ist seine fünfte Einzeltherapie-Stunde: Während Martin sich in oben beschriebener Weise im Raum einfindet und eingewöhnt, beginne ich aus den Schaumstoffblöcken eine breite Mauer zu bauen. Martin stellt sich wie ein „Kung-Fu-Kämpfer“ davor und tritt die Mauer mit den Füßen um. Eine zweite boxt er mit der Faust um. Bei jeder weiteren, die ich auf seinen Wunsch hin aufbaue, kommt ein Körperteil mehr hinzu, bis er schließlich mit dem ganzen Körper gegen die Mauer rennt und sich in die zusammenbrechenden Schaumstoffblöcke fallen läßt. Da er direkten Körperkontakt häufig – insbesondere zu Beginn der Stunden – ablehnt, benutze ich die Würfel, um ihn seinen Körper erfahren zu lassen. Spielerisch wird Martin unter den Würfeln vergraben, und ich kann über die Würfel Druck auf verschiedene Teile seines Körpers ausüben – auf die Brust und den Rücken, Druck gegen seine Fußsohlen und den Oberkopf, gegen seine Körperseiten usw. Mir geht es dabei darum, daß Martin, dessen Körper so unstrukturiert und fahrig ist, ein Gefühl für seine Körperumrisse und seine Körpergrenzen bekommt. Martin genießt diesen vermittelten Kontakt sehr, lacht und freut sich auf den Moment, in dem er aus den Schaumstoffwürfeln wieder auftaucht.

Nach einer Weile des Zerstörens und Wiederaufbauens der Mauer – und seines Körpers, der sich fallen läßt und dann wieder seine Struktur erfährt – erschöpft sich die Situation, und Martin geht in den sensomotorischen Bereich. Er klettert, springt und bewegt sich nun mit mehr Gefühl für seinen Körper. Seine Bewegungen sind deutlich verlangsamt, er fällt weniger. Nach einigen Sprüngen rennt er nochmals zu den Schaumstoffblöcken und tritt heftig mit dem Fuß gegen sie. „Weg damit, weg mit dir!" ruft er währenddessen. Ich fordere ihn auf, etwas mit den Schaumstoffblöcken zu bauen. Er ist einverstanden und beginnt, ein Haus zu bauen. Es entsteht ein offenes, quadratisches Haus, in das man hineinsehen kann, ohne Dach, ohne Tür und ohne Fenster. Er will „drinnen" und „der Gute" sein, ich soll „draußen" und „der Böse" sein. Der Böse soll das Haus kaputt machen. Ich lasse mir von Martin genauestens zeigen, was ich in meiner Rolle tun soll. Er geht zur Tafel und tut so, als könne er schreiben: „Da steht... Aber Fangen ist verboten!!!" Kaum nähere ich mich dem Haus, rennt Martin auch schon weg. Freudig und erregt schaut er über die Schulter, ob ich ihn verfolge. Mehrere Male wiederholen wir das Spiel, und es wird nur zu deutlich, daß Gefangenwerden ganz und gar nicht „verboten" ist, sondern innigst gewünscht wird! Die emotionale Anteilnahme von Martin ist jetzt sehr groß, sein unstrukturiertes Tun und sein Abgelenktwerden von allen möglichen Dingen ist schlagartig vorbei. Abrupt bleibe ich stehen: „Warum ist der Böse eigentlich so böse?"[40] Ohne Zögern und Nachdenken antwortet Martin: „Weil er immer weggeht!" – Erinnern wir uns daran, daß in Martins Tagesablauf immer ein Elternteil das Zuhause verläßt.

Die Verfolgung geht weiter und ich übertrete – wiederum plötzlich und für Martin in einem unerwarteten Moment – das scheinbare Verbot und fange ihn. Ich nehme ihn auf den Arm und trage ihn durch den Raum. „Verboten, verboten!" „protestiert" er, um den Schein wenigstens verbal zu wahren, sein Körper aber schmiegt sich an mich, wird weich und entspannt. Martin zappelt nicht, von Unruhe ist nichts mehr zu spüren. Ich trage ihn eine Weile, und als ich ihn dann auf den Boden lege, krabbelt er auf allen vieren zu seinem Haus und sagt: „Das ist jetzt ein gutes Haus, wir bauen jetzt eine lange Straße, damit ich den Bösen schon von weitem kommen sehe."

Da die Stunde inzwischen fast vorbei ist, kündige ich ihm die Abschlußaktivität an. Martin möchte zum Abschluß malen. Er malt „ein großes und ein kleines Nashorn" (Abb. 30). „Das sind Mutter und Kind", kommentiert er. Dann verbessert er sich: „Nein, Vater und Kind." „Das

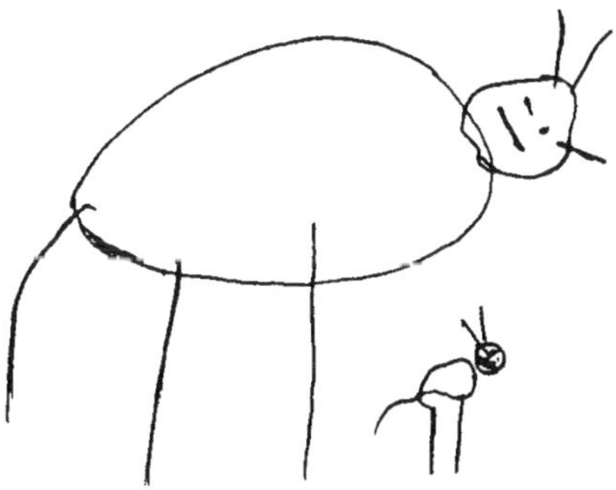

Abb. 30

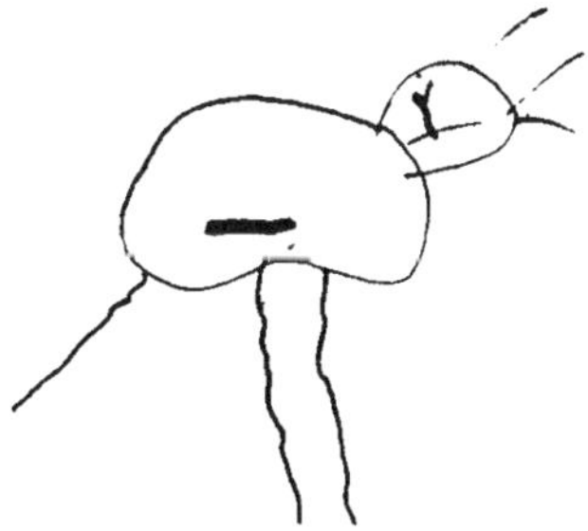

Abb. 31

Abb. 30, 31: Martin (5 Jahre) malt einen Nashorn-Vater, der auf das Nashorn-Kind aufpaßt, und eine tote Nashorn-Mutter.

ist nicht mehr die Mutter, sondern der Vater?" „Nein, nicht die Mutter, die ist immer so ängstlich und sagt: ich will aber auf das Kind aufpassen! Die Mutter ist tot! Nein, der Vater ist tot!" Schließlich entscheidet er sich dafür, daß die Mutter tot sein soll und malt noch ein weiteres Nashorn, das blutet und die tote Mutter darstellen soll (Abb. 31).

„Das kleine Nashorn weiß wohl gar nicht, zu wem es gehört und wer auf es aufpassen wird? Immer scheint einer von den Eltern tot zu sein." Martin nickt zu meinen Worten. „Vielleicht ist die Geschichte vom kleinen Nashorn Deine Geschichte? Vielleicht geht es Dir auch manchmal so, daß Du nicht weißt, wer auf Dich aufpaßt und ob Deine Mama und Dein Papa auch wirklich wieder von ihrer Arbeit zu Dir zurückkommen?" Martin schweigt und kritzelt auf einem Blatt herum. „Und dabei ist es ganz wichtig, daß jemand auf einen aufpaßt, wenn man noch ein Kind ist, und daß man weiß, daß Mama und Papa immer wieder zurückkommen." Während ich über Eltern und ihre Kinder spreche, sackt Martin in sich zusammen und sinkt fast ohne Körperspannung von dem Schaumstoffwürfel, auf dem er gesessen hat. Ich kann ihn gerade noch auffangen und er bleibt einen langen Moment regungs- und ausdruckslos in meinen Armen liegen. Er ist deutlich traurig, und ich bestätige ihm, daß das eine traurige Geschichte ist. Ich beginne, seine Hände und Füße zu reiben und zu „kneten", presse seinen Körper an meinen und lasse ihn dann im Atemrhythmus los, bis langsam wieder Bewegung, wieder Leben in Martin kommt. Er atmet tief durch, spannt sich an und richtet sich auf. Ich sage ihm, daß ich hier in der nächsten Stunde auf ihn warte, daß die Stunde jetzt vorbei ist und wir nachsehen werden, ob seine Mutter schon da ist.

Die Psychomotorik-Stunden enden nicht immer so. Das Tun im Bereich der Distanznahme soll dem Kind, wie aus dem Namen hervorgeht, die Möglichkeit geben, zu seinem tonisch-emotionalen Erleben Distanz zu gewinnen und auf einer abstrakteren Ebene darüber nachzudenken. Trauer bezüglich der gemachten schmerzhaften Erfahrungen bleibt dabei auch einem Kind nicht erspart. Die Elternarbeit bekommt in dieser Hinsicht eine besondere Bedeutung, da es die Eltern sind, die solche Erfahrungen dauerhaft heilen und neue und glücklichere Erlebnisse an die Stelle setzen können. Die Therapeutin ist in diesem Prozeß als Vermittlerin zu sehen, die die Situation aus Sicht des Kindes beschreibt.

Benedikt, Christian und Peter (sieben, sechs, sieben Jahre) kommen seit einem Vierteljahr gemeinsam in die psychomotorische Gruppenstunde. Benedikts Schwierigkeiten äußerten sich in Störungen der Grob- und Feinmotorik, einer sehr kurzen Konzentrationsspanne, im Verhalten zeigte er sich stimmungslabil und aggressiv, Anforderungen verweigerte er grundsätzlich. In besonders krassem Gegensatz standen sein reduzierter Körperausdruck – er wirkte in seinen Bewegungen steif, in Mimik und Gestik ausdruckslos, Blickkontakten wich er regelmäßig aus – und seine sehr wortreiche, ausdrucksstarke, gut strukturierte Sprache. Zu Beginn der Therapie ist Benedikt ein Kind, das sehr stark in der Sprache lebt, mit der Umsetzung seiner Ideen und Phantasien in Bewegung und Spiel aber völlig überfordert ist. Die extreme motorische Hemmung und seine Spielunfähigkeit machen ihn hilflos, oft aber auch wütend. In der Einzeltherapie wirft er sich in diesen Momenten der Überforderung wie ein Kind in der Trotzphase auf den Boden, hämmert mit seinen Fäusten, tritt mit den Füßen, schimpft und weint und verdreht in erschreckender Weise seine Augen. Er ist auf die ständige Beachtung von seiten des Erwachsenen angewiesen.

Auch Christian zeigt zunächst deutliche Koordinationsstörungen. Durch übermäßiges Beschützen und Verwöhnen durch die Mutter ist er außerordentlich ängstlich und unsicher. Christian ist ein sehr fügsames, passives Kind.[41] Im Kindergarten weint er viel und zieht sich von den anderen Kindern zurück. Darüber hinaus hat er trotz langjähriger Sprachtherapie große Sprachprobleme, die für ihn aber nicht das vordringliche Problem zu sein scheinen. Christian ist ein sehr kreatives, phantasievolles Kind, benutzt diese phantastische Welt aber oft auch, um sich zurückzuziehen.

Peter ist wegen Wahrnehmungsstörungen und einer leichten Muskelhypotonie zur psychomotorischen Therapie gekommen. Sensomotorische Aktivitäten vermeidet er möglichst, Aktivitäten im Konstruktionsbereich, die auf kognitive Aspekte bezogen sind, weicht er in der Regel aus. In der

Sprache ist er im Altersvergleich zurück. Peter wird im Kindergarten als „nicht gruppenfähig" beschrieben. Manchmal ist er dort in sich gekehrt, manchmal zerstört und stört er mit großer Schadenfreude das Spiel der anderen Kinder. Sein Gesichtsausdruck ist durchgängig „böse" und verkniffen.

Es zeigt sich, daß alle drei Kinder ein großes Unbehagen im Umgang mit sich und ihrem Umfeld haben. Dieses Unbehagen in der leiblich-seelisch-geistigen Gestimmtheit der Kinder muß erst einmal zum Ausdruck kommen, bevor sie sich der Kommunikation und Beziehung mit anderen Menschen öffnen können.

Als Benedikt, Peter und Christian sich zum ersten Mal begegnen, fallen sie in Anbetracht der neuen und verunsichernden Situation zunächst wieder in ihre alten Verhaltensweisen zurück. Benedikt verdreht die Augen, beschimpft die anderen Jungen, protestiert, lamentiert und verlangt von mir, die beiden anderen vor die Tür zu setzen, wenn ich wolle, daß er in der nächsten Woche wiederkäme. Christian flüchtet in symbolisches Spiel, baut einen Zoo und unterhält sich als Tierwärter mit den imaginären Tieren, nicht aber mit den anwesenden Kindern. Peter sagt gar nichts, geht etwas ratlos umher, lächelt verkniffen und tritt unentschlossen hier und da gegen die von Christian aus Schaumstoffblöcken aufgebauten Käfige.

In der Anfangsphase strukturiere ich zunächst die Aktivitäten im Raum, um den Kindern die verlorengegangene Sicherheit zurückzugeben und ihnen Möglichkeiten der gegenseitigen Annäherung anzubieten. In der Einzelphase hatten alle drei im sensomotorischen Bereich „Fuß gefaßt", trauten sich mehr Bewegung zu und waren experimentierfreudiger geworden. Es sind zunächst Bewegungsspiele, über die die Kommunikation unter den dreien stattfindet.

In der Gruppenarbeit mit Kindern wird trotz des anfänglichen Widerstands aus eigener Angst und Unsicherheit schnell deutlich, daß sich die Kinder zutiefst wünschen, zu der Gruppe dazuzugehören, sie entwickeln Neugier aufeinander, und der Wunsch nach Kontakt ist spürbar. Nicht selten zeigt das eine oder andere Kind innerhalb der Stunden noch eine scheinbare Ablehnung und spricht außerhalb der Sitzungen von seinen „Freunden". Folgende Beispiele zeigen, daß trotz des gemeinsamen Spiels das individuelle Thema jedes einzelnen Kindes zum Ausdruck kommt.

Christian baut ein Polizeischiff. Er ist ein Kind, das anfangs nie seine Aggressionen gezeigt hat. Er möchte immer gefallen und „gut" sein. Peter findet seinen Platz im Spiel, indem er die Rolle des Bösen übernimmt. Das entspricht seiner Realität außerhalb der Sitzungen in seinem sozialen Umfeld und ist nun sogar akzeptiert. Der Polizist soll ihn gefangennehmen: seine Art, seinen Wunsch nach Kontakt und Beziehung auszudrücken. Benedikt, in seinem zunächst mehr „intellektuellen" Sein, baut sich einen Schreibtisch und will von seinem „Schalter" aus die Fahrkarten für die Fahrt auf dem Polizeischiff verkaufen.

Jedes Kind drückt weiterhin seine besondere Realität aus. In der Folge wird es wichtig sein, daß die Kinder die Rollen untereinander tauschen, sich damit in andere Menschen, aber auch in andere Verhaltensmöglichkeiten hineindenken lernen. Über Bewegung und Spiel können sie diese Erfahrungen machen.

So reizt es Peter sehr bald, auch einmal das Polizeischiff zu lenken und „ein Guter" zu sein. Christian akzeptiert den Vorschlag von Peter, zu tauschen, und bringt es darüber fertig, einmal den „Bösen" zu spielen; nach Vorbild von Peter und Benedikt schreit und trampelt, flucht und schimpft er. Seine Sprache ist dabei deutlich klarer und strukturierter. Benedikt sitzt noch immer an seinem Schreibtisch außen vor, weil keiner kommt, um eine Fahrkarte zu kaufen. Weil das Spielen für ihn so unbekannt, neu und spannend ist, kommt es ihm nicht in den Sinn, sich zu verweigern. Er findet selbst die Lösung, sich in das Spiel einzubringen. Der „Böse" (Christian) soll ihn vom „Dach" (Klettergerüst) hinunterstoßen, der Polizist soll den Verletzten retten. Peter wird zum rettenden Held, eine Rolle, die er nicht kennt. Christian tut so böse wie nie zuvor, Benedikt, ständig in der Außenseiterposition, genießt es, von Peter im Polizeischiff mit Creme verarztet und versorgt zu werden.

In der nächsten Stunde will Christian einen Tierarzt spielen.[42] Benedikt, dem noch der Genuß des Versorgt-Werdens von der letzten Stunde im Kopf ist, erklärt eifrig, er möchte eine verletzte Katze spielen, die zum Tierarzt gebracht werden soll. Peter, in seiner neuen Rolle als heldenhafter Retter, erklärt gelassen und großzügig, „Batman" zu sein, der die Katze zum Tierarzt bringt.

Zu diesem Zeitpunkt haben die Kinder sich gefunden und kämpfen nicht mehr gegeneinander. Sie sind kreativ und kommunikativ und machen für sich gänzlich neue Erfahrungen im Umgang mit anderen Menschen. Dabei ist die Struktur in den Gruppensitzungen der in den Einzelstunden gleich: der Abbau ihrer Spannungen in der Destruktionsphase, die körperliche Bewußtnahme im sensomotorischen Bereich mit ihrer Verknüpfung zur Emotionalität der Kinder, die mit der Zeit ohne Aufforderung mit den Schaumstoffwürfeln zu bauen beginnen, und schließlich die Phase, in der die Kinder auf einer abstrakteren Ebene zum Ausdruck kommen und dem Gespräch über ihr Erleben Zeit eingeräumt wird.

Nach der zuletzt beschriebenen Stunde beschließen Christian und Benedikt, zu malen, Peter möchte mit den Holzbauteilen bauen. Christian, der doch im Spiel so tut, als sei er so gut, fürsorglich und liebevoll, malt

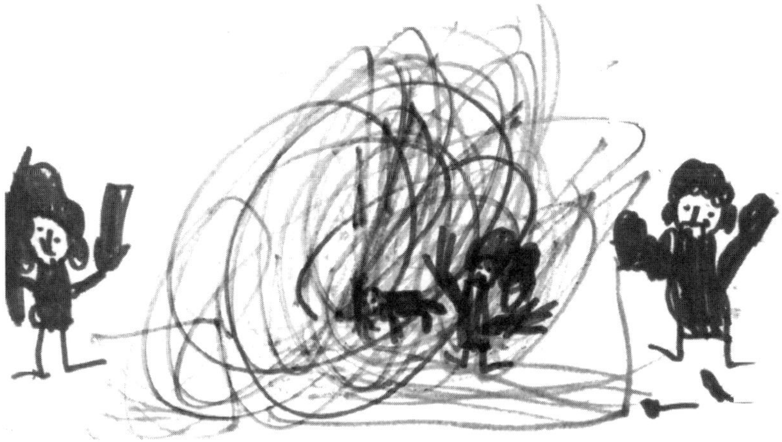

Abb. 32: Christian (6 Jahre) kommentiert sein Bild: „Die Katze wird gebraten und aufgefressen und die Frau auch.“

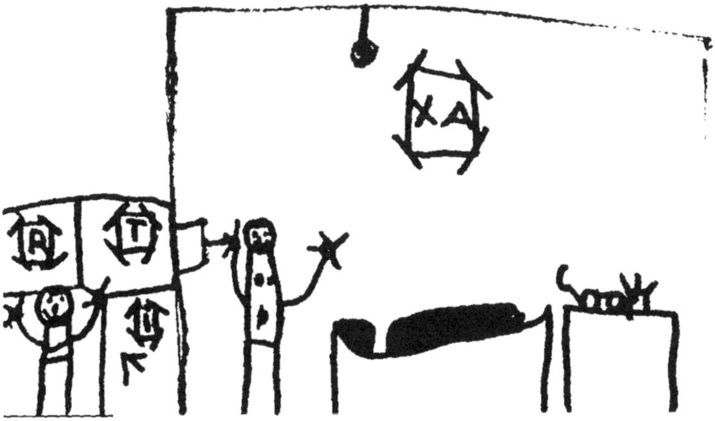

Abb. 33: Benedikt (7 Jahre): „Ich und mein Vater kommt gerade herein und verhaut mich.“

ein Bild (Abb. 32) mit dem folgenden Titel: „Die Katze wird gebraten und aufgefressen und die Frau auch.“ Christian drückt die zerstörerischen Anteile der erdrückend-überbehütenden Zuwendung der Mutter aus; Anteile, die im Prozeß des gegenseitigen Verschlingens und Verschlungen-Werdens zum Ausdruck kommen.

Benedikt, der in der Stunde von Christian eingecremt und „verarztet“ worden ist, malt das Zimmer in seinem Zuhause und nennt das Bild: „Ich und mein Vater kommt gerade herein und verhaut mich“ (Abb. 33).

Sein ganzes auffälliges Verhalten ist als Appell an den Vater zu verstehen, der ihn ablehnt, von dem er aber beachtet, geliebt und versorgt werden möchte.

Das Gefühl, ein Held zu sein, ermutigt Peter, sich neuen Anforderungen zu stellen. Ursprünglich nie in der Lage, konstruktiv und kognitiv tätig zu sein, beginnt er, mit großer Konzentration und in vollständiger Stille und Zufriedenheit ein großes Raumschiff aus den Holzbauteilen zu bauen.

Das Verständnis von und der Umgang mit aggressivem Verhalten bei Kindern

Eltern, ErzieherInnen und LehrerInnen klagen heute über die Zunahme aggressiven Verhaltens bei Kindern. In Psychomotorik-Seminaren werde ich regelmäßig gefragt, wie in psychomotorischer Praxis mit Aggressivität umgegangen wird. Es ist wichtig, zu unterscheiden, ob aggressives Verhalten aufgrund gesellschaftlicher Bedingungen entsteht – beispielsweise durch zu enge Wohnverhältnisse, Platz- und Bewegungsmangel, Zeit- und Leistungsdruck – oder Resultat der familiären Entwicklungsdynamik ist.

Wenden wir uns zunächst dem Verständnis von Aggressivität innerhalb der Entwicklung des Kindes zu. Der Reifungsprozeß des Menschen vollzieht sich als Dialektik von Zerstörung/Destruktion und Wiederaufbau/Rekonstruktion. Während seines gesamten Lebens muß der Mensch Gewohntes, Vertrautes, Liebgewonnenes aufgeben, um Neues, Unbekanntes erfahren zu können. „Jede wirklich tiefgreifende Entwicklung ist eine Wiedergeburt nach einer regressiven Krise von Zerstörung und symbolischem Tod. Die Entwicklung des Kindes vollzieht sich in Etappen; Beziehungsstrukturen müssen sukzessive aufgegeben, zerstört werden, um zur nächsten Etappe zu gelangen" (Aucouturier/Lapierre 1984a, 86). „Zerstörung" als aggressiver Impuls spielt insofern für die Entwicklung des Menschen eine große Rolle. Loslösung und Individuation sind nicht nur Aufgaben der frühen Kindheit, sondern begleiten den Menschen das gesamte Leben. Das Kind muß sich von der Mutter mit der Zeit lösen, um ein eigenständiger Mensch werden zu können. Diese Loslösung geschieht zunächst auf körperlicher Ebene. Bestimmte Formen des Beißens und Kneifens des Kindes gegenüber der Mutter in den ersten Lebensmonaten sind erste aggressive Impulse, die den Trennungsprozeß einleiten. Auch die Trotzphase, die Phase des „Nein" und „Ich will nicht", ist Ausdruck des Strebens nach Identität und Autonomie.[43] Diese „primäre Aggression" sucht als positiver Lebensimpuls die eigene Existenz zu bestätigen und zu festigen. „Alles Leben ist notwendigerweise aggressiv in dem Maße, in dem es sich anderem Leben entgegenstellt“ (Aucouturier/Lapierre 1984a, 68). Sie unterscheidet sich von der „sekundären Aggression“, die sich als Reaktion auf Verhaltensweisen der Umwelt einstellt.

Innerhalb der menschlichen Beziehungen kommen zwei äußerst widersprüchliche Bedürfnisse zum Tragen – das Bedürfnis nach Nähe, wie es in der frühen Mutter-Kind-Beziehung erlebt wurde, und das Bedürfnis nach Identität, Freiheit und Autonomie, das sich über Aggressivität und Opposition ausdrücken kann. Es liegt auf der Hand, daß diese Ambivalenz von frühester Kindheit an ein außerordentlich hohes Konfliktpotential in sich birgt, der Umgang mit diesem Konflikt gelingt nicht immer. Betrachten wir zum Beispiel noch einmal den Moment, in dem das Kind die Mutter zu beißen beginnt oder sie kratzt und kneift. Die Aggression ist für die Mutter mehr oder weniger gut zu ertragen, sie wehrt und lehnt sie ab. Erste Schuldgefühle entstehen beim Kind. In einer geglückten Mutter-Kind-Beziehung wird die Mutter den Moment der Aggression vorausspüren und in spielerischer Art und Weise das Kind mahnen, ihr nicht weh zu tun. Die Situation wird entdramatisiert. Der positive Austausch zwischen Mutter und Kind gelingt dann nicht, wenn die Mutter den aggressiven Impuls des Kindes mit heftigen und feindseligen Reaktionen verhindert. Beim Kind können extreme Schuldgefühle entstehen und zu gravierenden Hemmnissen in seiner Entwicklung führen. Die Aggression, ein ursprünglich positiver Lebensimpuls, wird unterdrückt, die Autonomiebestrebungen des Kindes gehemmt.

Im Körper, besonders im oberen Bereich des Körpers, findet die unterdrückte Aggression ihren Ausdruck, beispielsweise über muskuläre Anspannung im Hals- und Nackenbereich und im Schultergürtel, über die Beschleunigung der Herzfrequenz, Atemstörungen, über Anspannung im Verdauungsbereich, über Gesichtsrötung und Kieferanspannung usw.[44] Die Emotion wird nicht gelebt, sondern auf die Muskelspannung, den Tonus übertragen. Auch dadurch können leidende Zonen am Körper entstehen. Aucouturier vermutet, daß viele Sprach- und Schreibstörungen hier ihren Ausgangspunkt genommen haben – in der Unterdrückung der Aggression über den Mund oder die Hand des Kindes.[45] Auch die Hemmung beim Kind ist nichts anderes als ein unterdrückter aggressiver Impuls, der nicht zum Ausdruck kommen konnte und sich in der Folge gegen das Kind selbst gerichtet hat. „Das Kind, das es akzeptiert, in der Beziehung als Objekt gehalten zu werden, wird fügsam und passiv; es verliert jede Dynamik, jede Kreativität, jede Persönlichkeit“ (Aucouturier/Lapierre 1984a, 72).

TherapeutInnen, die mit gehemmten Kindern gearbeitet haben, werden das plötzlich aufbrechende Aggressionspotential bei diesen Kindern bestätigen können. In einer extremen Steigerungsform kann es zu auto-aggressivem Verhalten kommen. Ein Kind, das am Entdecken und Ausprobieren der Welt gehindert wird, indem man ihm ständig auf die Hände schlägt, entwickelt unter Umständen so große Schuldgefühle, daß es sich über auto-aggressive Verhaltensformen (Beißen, Kratzen) selbst straft.

Auch bei der extrovertierten Form der Aggression, dem exzessiv aggressiven Umgang des Kindes mit seiner Umwelt, wie wir ihn bei Nadine erlebt haben, geht es um Selbstbestätigung und Existenzberechtigung: ein störendes, auffälliges und provokantes Wesen drückt letztendlich nur den Wunsch nach Liebe, Zuwendung, Zugehörigkeit aus (vgl. Aucouturier et al. 1984b, 176).

Fassen wir zusammen: In allen Fällen, in denen ein Kind auf aggressives Verhalten in der ein oder anderen Form fixiert bleibt, liegen die Gründe in einer mißglückten Loslösung, in einem mißglückten Individuationsprozeß. Die Fixierung beeinträchtigt die Kommunikationsfähigkeit und Kreativität gleichermaßen. „Die Aggressivität erscheint uns als Suche nach und Verteidigung der Identität. Wenn die Identität wirklich empfunden und vom anderen akzeptiert und nicht bedroht wird, verschwindet die Aggressivität. Die Nicht-Aggressivität, die jedoch nicht mit Verdrängung verwechselt werden darf, erscheint uns als Zeichen der Reife“ (Aucouturier/Lapierre 1978, 33). Ein aggressives oder gehemmtes Kind drückt insofern immer sein Unbehagen mit der gegenwärtigen Situation aus, es kämpft darum, als eigenständige Person innerhalb der affektiven Dynamik mit dem anderen zu existieren.

Als Konsequenz bietet der psychomotorische Raum dem Kind Möglichkeiten, seine aggressiven Impulse auszuleben. Das Kind kann Spannungen abreagieren, es erlebt seinen aggressiven Ausdruck frei von Schuldgefühlen.

Im Anschluß an destruktive Phasen muß es Möglichkeiten zu konstruktivem Tun geben, um neue Schuldgefühle zu verhindern: Der Reifeprozeß vollzieht sich als Dialektik von Zerstörung und Wiederaufbau. Die Therapeutin akzeptiert die Aggressivität und stellt eine spielerische und kommunikative Atmosphäre her. Richtet sich die Aggressivität des Kindes direkt auf den Körper der Therapeutin, kann sie die Aggression von ihrem Körper auf die Materialien umleiten oder aber als symbolischer Spielpartner auf die Aggression des Kindes eingehen.

Tobias ist fünf Jahre, als ich ihn kennenlerne. Seine äußere Erscheinung ist klein und schmächtig, seine Haut blaß. Die Körperhaltung ist geduckt, verkrampft, den Kopf hält er fest eingezogen zwischen den Schultern.[46] Sein gesamter Ausdruck ist verhalten, sein Lachen zurückgenommen und immer begleitet von dem charakteristischen Einziehen seines Kopfes zwischen die Schultern. Im sprachlichen Ausdruck ist er weit zurück. Der Klang seiner Stimme ist weinerlich, die Art seines Sprechens kleinkindhaft. Zu Beginn der ersten fünf Sitzungen weint Tobias jämmerlich nach seiner Mutter. Er ist voller Ängste. Im symbolischen Spiel bringt er sein inneres Erleben deutlich zum Ausdruck: Er spielt ein Entenbaby. Auf dem Land gibt es gefährliche Löwen und Tiger, im Wasser Krokodile. Nirgendwo also ein Ort für ihn, an dem er angstfrei und ohne Aggressionen befürchten zu müssen, leben kann. Eigene Aggressionen kommen bei Tobias zunächst nicht zum Ausdruck, kleinste Anflüge davon unterdrückt er schnellstens, indem er den Spielverlauf augenblicklich ändert – er wird dann schnell zum „lieben Dinosaurierbaby", zu einer „kleinen Blume" oder zu einem „Babyhäschen". Erst nach einem langen Prozeß beginnt er, seine aggressiven Impulse vehement auszuleben. Er bietet mir zum Beispiel „Käse" (kleine Schaumstoffwürfel) an, den ich essen soll, „giftiger Käse", wie er schadenfroh hinzufügt. Immer mehr giftigen Käse muß ich essen, bis ich schließlich unter einem ganzen Berg begraben bin.

Daß es bei Tobias um den oralen Bereich geht, zeigen nicht nur seine Assoziationen im symbolischen Spiel, sondern auch die Schwierigkeiten, die er im sprachlichen Ausdruck hat, und sein gestörtes Eßverhalten. Er ist mager und ißt einfach nicht gerne. Die unterdrückte orale Aggression wird auf Körperzonen übertragen, die mit dem Vorgang der Nahrungsaufnahme und der Verdauung zusammenhängen. Nachdem er mich auf diese Art und Weise symbolisch „zerstört" hat, wirft er ein großes Laken über mich und sagt: „So, Du bist tot!" Nach einer Weile unter dem Tuch höre ich, daß Tobias plötzlich zu pfeifen beginnt und zu sich selbst sagt: „Jetzt kann ich endlich in Ruhe bauen!" Er beginnt ganz konzentriert mit den Holzbauteilen zu bauen. Mit anderen Worten: Jetzt, wo der Erwachsene ihn in Ruhe läßt, kann er konstruktiv sein.

Aucouturier betont, daß das Kind den Erwachsenen „töten" muß, um existieren zu können. Die Identität des Kindes „kann sich nur in der Opposition gegenüber dem anderen und besonders gegenüber dem Körper des anderen behaupten. Die Aggressivität gegenüber dem Körper des anderen, besonders gegenüber dem Körper des Erwachsenen, muß bis zum (...) symbolischen Tod gehen. Ich brauche den anderen, um meine Identität gegen ihn zu behaupten" (1978, 30 f.).

Richtet sich die Aggressivität in der Gruppenstunde auf andere Kinder, kann man die Situation entdramatisieren, indem man sie „institutionalisiert". Zum Beispiel wird ein Kampfplatz oder ein Boxring eingerichtet. Es gibt feste Regeln. Die Therapeutin nimmt an solch einem Kampf auch einmal selber teil und ein Kind der Gruppe spielt den Schiedsrichter. Im Verlaufe solcher angeleiteter Kampfspiele habe ich Kinder einer Gruppe von vier Jungen, von denen drei außerordentlich aggressiv waren, eine Entwicklung durchlaufen sehen, die mich in größtes Erstaunen versetzt hat: Ohne daß ich selbst als Therapeutin direkt Einfluß nahm, haben die Kinder eine immer sozialisiertere Form der Umsetzung ihrer Aggressivität gewählt. Von der direkten körperlichen Aggression hin zu symbolischem Spiel und schließlich bis hin zu gemimter körperlicher Aggression nach dem Vorbild von Cowboy-Filmen, ohne einander auch nur einmal wirklich tätlich anzugreifen.

Für die Therapeutin ist der Umgang des Kindes mit seiner Aggressivität ein wichtiges Beobachtungskriterium. Allerdings ist Aggression keine „Bürgschaft dafür (...), daß die verdrängten Gefühle sich lösen". Es stimmt unbehaglich, daß heutzutage „eine Behandlung nur dann als erfolgreich angesehen wird, wenn das Kind Wutausbrüche erlebt hat" (Keppler 1988, 209 f.). Das Kind hat ein ebenso großes Bedürfnis nach Geborgenheit, Anlehnung und Liebe. Genau diese widersprüchlichen Bedürfnisse spricht psychomotorische Therapie an. In der Arbeit mit Kindern erscheint es mir sinnvoll, als Therapeutin einen Weg von der reaktionellen, zerstörerischen, sekundären Aggression zu bahnen hin zu der ursprünglich positiven, primären Aggression, die ein Lebensimpuls, Lebensenergie ist.

Die Zusammenarbeit mit den Eltern

In psychomotorischer Therapie sind die Eltern weder in den Einzelnoch in den Gruppenstunden zugegen. Sie nehmen nicht aktiv und direkt, auch nicht beobachtend teil. Dieser „Ausschluß" ergibt sich aus der Beschäftigung mit der Frage, was der therapeutische Raum für das Kind bedeutet.

Der psychomotorische Raum ist für das Kind privilegierter Ort und privilegierte Zeit für seinen ganz besonderen, individuellen Ausdruck. Hier kann es sich frei nach seinen Wünschen und Bedürfnissen ausdrücken. Hier wird es wahrgenommen und respektiert, akzeptiert und verstanden. Mit dem Vertrauen und Verständnis zwischen Kind und Therapeutin wächst die symbolische Dimension und die psychomotorische Expressivität des Kindes.

> „Hier vertraut es uns sein tiefgreifendes, konfliktreiches und kreatives persönliches Leben an. Es lebt außergewöhnliche Momente intensiver Emotionalität. Es begegnet einem Menschen, der ihm mit größtmöglicher Aufmerksamkeit zuhört, der ihm mit Verständnis, aber auch mit Klarheit entgegentritt. Das Kind kehrt mit Freude zu diesem Ort zurück, projiziert seine Wünsche und Bedürfnisse in diesen Ort hinein und stellt sich seine Handlungen bildlich vor, noch bevor es sie lebt. Diese freudige Erwartungshaltung mobilisiert die Fixierung seiner Bedürfnisse und Phantasmen" (Aucouturier et al. 1984b, 146 f.).

Im psychomotorischen Raum kann das Kind gegenwärtiges und neues Verhalten erproben, seine Ideen kreativ umsetzen und mit den Situationen experimentieren. Hier existiert es in seiner Wirklichkeit als Kind, ohne auf die Erwartungen der Eltern Rücksicht nehmen zu müssen. Das tiefe Bedürfnis des Kindes ist es, in seinen Handlungen frei von der Beurteilung und emotionalen Abhängigkeit der Eltern zu sein.

Die privilegierte Beziehung zwischen Kind und Therapeutin, die Übertragungsbeziehung, in der das Kind seine Geschichte, die Geschichte seines Körpers und seiner affektiven Beziehungen ausdrücken kann, läßt sich nicht in Anwesenheit der Eltern ausbilden. In dieser Hinsicht leuchtet ein, daß sie nicht in den direkten therapeutischen Prozeß miteinbezogen werden.

Besonders zu Beginn der Therapie stellt ihr „Ausschluß" oft ein Problem für die Eltern oder ein Elternteil dar: Das Gefühl, ausgeschlossen zu sein, Verhaltensunsicherheit, Eifersucht, Schuldgefühle, weil die Therapeutin ihr Kind scheinbar besser versteht als sie, Angst, daß sie es ihnen entfremdet usw., sind mögliche Reaktionen. Es liegt an der Therapeutin, bei den Eltern ein Verständnis für den Sinn ihrer Nicht-Anwesenheit im Raum zu wecken und ihnen die notwendige Sicherheit und das notwendige Vertrauen zu geben, daß sie dennoch am positiven Verlauf entscheidend beteiligt sind. Mit der gleichen empathischen Haltung, die sie gegenüber dem Kind einnimmt, begegnet die Therapeutin auch den Eltern. In den Gesprächen, die mit den Eltern, und wenn möglich auch mit den ErzieherInnen und LehrerInnen in regelmäßigen Abständen geführt werden, geht es darum, die Schwierigkeiten des Kindes darzustellen, ein Verständnis für seine Situation zu wecken und eine andere Sichtweise auf den Sinn seines Verhaltens zu ermöglichen. Die Therapeutin verzichtet auf ihren Autoritätsanspruch und ermutigt die Eltern zum „Mitsuchen und Mitfragen", denn letztendlich heilt nicht die Therapeutin das Kind, sondern die Eltern, indem sie dem Kind eine „adäquate Umwelt" und „seelische Heimat" bieten (Schwarzmann 1988, 309 f.).

Nicht selten stoßen die Eltern in der gemeinsamen Suche nach den Ursachen für die Schwierigkeiten ihres Kindes auf eigene Probleme. Sie stellen Vergleiche zwischen sich und dem Kind her, denken über ihre eigene Kindheit nach oder reflektieren ihre derzeitige Situation. Zwar bewirkt ein „Wandel beim Kind auch einen Wandel im Verhalten der Erwachsenen" (Axline 1990, 67), in vielen Fällen wäre es jedoch günstig, wenn die Eltern selbst eine Therapie machten.

Vierter Teil

Psychomotorik – ein therapeutisches Konzept?

Im Mittelpunkt der psychomotorischen Betrachtungen steht der Körper; der Körper in seinem unmittelbaren, authentischen und vielgestaltigen Ausdruck, der Körper in seiner Sinnhaftigkeit, der Körper in seiner Bezogenheit zur Umwelt. Psychomotorische Praxis bedeutet, dem Kind über den Körper – seiner primären Zugangsweise zur Welt – zu begegnen und seine vordringlichen Beweg-Gründe verstehen zu suchen. Nicht der Körper, der „funktioniert", ist Ziel der psychomotorischen Intervention, sondern der Körper, den das Kind fühlt, in dem es sich – im besten Fall – wohlfühlt, über den es seine Persönlichkeit entfalten kann.

Ein Kind, ein Mensch, fühlt sich erst dann ernstgenommen, wenn der Versuch unternommen wird, sein Verhalten zu verstehen, nicht aber, wenn versucht wird, Teile dieses Verhaltens (die Symptome) „wegzutherapieren". Meine Aufgabe als Therapeutin ist es zum einen, für das Kind da zu sein, ihm bezüglich seiner Bedürfnisse zur Verfügung zu stehen, ihm auf seine Fragen – auch Anfragen nonverbaler Art – zu antworten; zum anderen aber auch, ihm als Subjekt, als Person und Persönlichkeit mit eigenen charakteristischen Merkmalen entgegenzutreten und es zu gemeinsamem Tun, zu Auseinandersetzung, aber auch zur Abgrenzung anzuregen. Wie auch immer die individuelle Beeinträchtigung eines Kindes aussieht oder zustande gekommen ist, es geht darum, die Handlungsfähigkeit des Kindes, seine Eigenständigkeit und Autonomie zu stärken und seine Beziehungen zur Umwelt zu stabilisieren.

„Selbstvertrauen ist keine in der Person begründete Eigenschaft, sondern Ausdruck von Erfahrungen im Zusammenleben mit der Umwelt" (v. Lüpke 1988, 26). Handelt es sich in psychomotorischer Praxis darum, das Kind im Prozeß seiner Individuation zu unterstützen, kann es dabei nur um eine „bezogene Individuation" (Stierlin et al. 1980, 23 f.) gehen, um die individuelle Entwicklung des Kindes in seinem sozialen Kontext, um seine Eigenart, die die Nähe zum anderen durch die Möglichkeit und Fähigkeit, kommunikativ zu sein, miteinschließt.

In diesem Zusammenhang ist es notwendig, die heutigen gesellschaftlichen Bedingungen zu betrachten. Es reicht nicht aus, den Menschen in seiner Gesamtpersönlichkeit als „ganzheitliches Wesen" anzuerkennen, er muß wiederum auch als ein „Teil eines Ganzen", als Teil sozialer und gesellschaftlicher Zusammenhänge begriffen werden. Eine Therapie wird für mich da zweifelhaft, wo nur noch das Individuum, bestenfalls noch sein unmittelbares Umfeld (die Eltern) im Mittelpunkt der „Behandlung“ stehen und gesellschaftliche Zusammenhänge unberücksichtigt bleiben.

Es wurde aufgezeigt, wie sensibel und fragil die Entwicklung des Kindes in seiner Beziehung zur Mutter/den Eltern als erste Bezugspersonen verläuft, wie viele Konflikte und Widersprüchlichkeiten zu bewältigen sind, und es wurde darauf verwiesen, daß ungünstige (organische und/oder affektive) Bedingungen in der frühen Kindheit durch spätere günstige Lebensumstände aufgefangen und kompensiert werden können. Das impliziert den Rückbezug auf den sozialen Kontext, in dem ein Kind lebt. Kinder sind nicht nur auf eine tragfähige Beziehung zu den Eltern angewiesen, sondern auch auf eine Welt, die sie ganzkörperlich und erlebnisnah erproben können. Kinder lernen und kompensieren über aktive Handlung, über Bewegung und das Spiel im Kontakt mit anderen Kindern. Die Möglichkeiten dazu sind in der heutigen Zeit zunehmend mehr eingeschränkt.

Leiden Kinder wie Martin und Matthias, von denen wir gehört haben, nur an zentralmotorischen Koordinationsstörungen? Gesellschaftliche Realität sind zu kleine und enge Wohnungen, zu wenig Spielplätze, zu wenig Bewegungsmöglichkeiten, überfüllte Kindergärten mit zu wenig Personal, eine schnellebige und hektische Zeit, in der die vielen Fragen der Kinder oft untergehen, eine alles beherrschende Konsum- und Suchthaltung, die über die allgemeine Beziehungs- und Orientierungslosigkeit nur scheinbar hinweghilft. Die Erlebniswelt der Kinder ist heute stark mediatisiert, visuell und akustisch werden sie überstimuliert, emotionale und motorische Sinnesreize dagegen kommen zu kurz. Viele Kinder erleben heute, ähnlich wie Martin, die „Wirklichkeit“ fast ausschließlich über Medien, eine „Wirklichkeit aus zweiter Hand“, die aus „vorprogrammierter Phantasie“ und „passiv konsumiertem Realitätsersatz“ besteht (Bauer/Hengst 1980, 2 f.). Es stellt sich die Frage, ob heute tatsächlich immer mehr Kinder „auffällig“ werden oder ob ihr „Stören“ nicht vielmehr als „gesunde Reaktion“ auf eine „krankmachende Umgebung“ zu verstehen ist (Voß 1989, 8).

Ob eine Belastung zu einer Überforderung der sozialen, psychischen und körperlichen Anpassungsfähigkeit führt, hängt zunächst von den Handlungskapazitäten eines Menschen ab. Voraussetzung für die Entfaltung von Handlungskompetenzen[47] ist die Entwicklung grundlegender Fertigkeiten und Fähigkeiten, die einem Menschen gestatten, sich die soziale und dinglich-materielle Umwelt anzueignen und sich mit ihr mit allen seinen Sinnen auseinanderzusetzen. Zu diesen grundlegenden Fertigkeiten und Fähigkeiten zählen sensorische (z. B. schmecken, sehen), motorische (z. B. körperliche Beweglichkeit), interaktive (Perspektivenübernahmefähigkeit, Kontaktfähigkeit), intellektuelle (z. B. Kapazität zur Informationsverarbeitung und Wissensspeicherung) und affektive Fertigkeiten und Fähigkeiten (z. B. Gefühlsempfindungen, Bindungsfähigkeit, Empathie). Diese grundlegenden Qualifikationen entwickeln sich in der Regel in den ersten Lebensjahren. Die Fähigkeit für die kompetente Auseinandersetzung mit Belastungen ist darüber hinaus von Persönlichkeitsmerkmalen wie Vertrauen in die eigene Belastbarkeit, die Fähigkeit zu problemlösendem Verhalten und einem stabilen Selbstwertgefühl abhängig.

Die Wirksamkeit solcher personaler Ressourcen wird begrenzt durch die sozialen und ökologischen Lebensbedingungen des Menschen. Je besser ein Kind in ein soziales Beziehungsgefüge mit wichtigen Bezugspersonen eingebunden ist, desto besser kann es auch mit einer ungünstigen sozialen Lebenswelt und kritischen Lebensereignissen umgehen. Gesunde soziale, psychische und körperliche Entwicklungsprozesse erfordern intakte ökologisch-soziale Umweltbedingungen. Negative Konstellationen und Umwelteinflüsse wie Armut, schlechte Wohnbedingungen oder Umweltverschmutzung machen krank, selbst günstige persönliche und soziale Voraussetzungen können nicht verhindern, daß Verhaltensauffälligkeiten und Gesundheitsbeeinträchtigungen entstehen (Hurrelmann 1988, 93 f.; 1990, 64 f.).

Die Zielsetzungen der französischen Psychomotorik muten auf den ersten Blick einfach an. Ein ganzheitliches und positives Körperbewußtsein, die Fähigkeit zu kreativer Gestaltung und Kommunikation sind bei genauerem Hinsehen nicht nur unter therapeutischen Gesichtspunkten von Bedeutung. Sind Individualität und Ausdruckskraft eines Menschen gut entwickelt, kann ein Mensch „aus sich selbst schöpfen" und braucht keine Ersatz- und Scheinbefriedigung. „Eine vorausschauende Verhinderung auffälliger Verhaltensweisen ist an befriedigende Kommunikations- und Interaktionsprozesse gebunden" (Voß 1989,12).

In diesem Sinne ist die französische Psychomotorik nicht nur ein therapeutisches Konzept. Intendiert der gängige Therapiebegriff die Behandlung von Störungen, Defiziten und Schwächen, Mängeln und Abweichendem, intendiert er die Anpassung des Menschen hin zu sogenannter Normalität, so ist die französische Psychomotorik pädagogischen Zielsetzungen wie beispielsweise der Selbstentfaltung und Entwicklungsmöglichkeit des Menschen weit näher. „Wir gehen von den Stärken des Kindes aus (...). Wir interessieren uns für das, was es zu tun vermag, und nicht für das, was es nicht kann. Nur darüber kann sich die Beziehung entspannen, die Situation weniger dramatisch werden und das Kind Vertrauen und Sicherheit wiederfinden. Das beste Mittel, dem Kind zu helfen, seine Schwierigkeiten zu überwinden, ist, es sie vergessen zu machen" (Aucouturier/Lapierre 1984a, 16 f.). Die französische Psychomotorik gründet in einem Menschenbild, das jedes Kind in seiner Eigenart und Einzigartigkeit annimmt, von seinen Stärken und Fähigkeiten ausgeht und es in seinen Möglichkeiten unterstützt – unter Einbeziehung seiner sozialen Lebenswelt. In diesem Sinne ist Psychomotorik nach meinem Verständnis weit mehr eine Geisteshaltung denn eine Methode oder gar Technik.

Therapie bedeutet für mich, Sorge zu tragen für die Menschen, die mehr Schwierigkeiten als andere haben, einen Platz in der Gesellschaft einzunehmen, wohlwissend, daß es nicht nur in der Verantwortlichkeit des einzelnen liegt, diesen Platz zu finden, sondern die Gesellschaft entscheidend daran beteiligt ist, diesen Platz einzuräumen. Therapie ist da notwendig und sinnvoll, wo sich Auffälligkeiten zu „Gestörtheit" und „Verstörtsein" verfestigt haben, jedoch immer mit dem Ziel, sie möglichst bald durch die Reintegration des Kindes in seine soziale Umwelt überflüssig zu machen. Therapie darf nicht zur Regel werden, sondern muß immer Einzelfall bleiben. „Das Leben kann nicht in Therapie verwandelt werden, ohne seine Qualität als Leben zu verlieren" (Milani Comparetti, Paritätisches Bildungswerk 1990, 3).

Wie ich in der Einleitung geschrieben habe, werden heute mehr denn je präventive Maßnahmen in den Kindergärten gefordert. Ich befürworte die entstandene Reflexion und Diskussion über gesundheitsfördernde Maßnahmen in den Kindergärten. Diese dürfen jedoch nicht auf einem Gesundheitsbegriff basieren, der das Individuum ausschließlich auf sich selbst und seine Eigenverantwortlichkeit zurückwirft, gesellschaftliche Phänomene aber völlig außer acht läßt.

In Frankreich ist die Psychomotorik regional in das Erziehungskonzept der Vor- und Grundschulen integriert, eine Entwicklung, die auch für den Kindergartenalltag hierzulande wünschenswert ist. Psychomotorische Praxis erweist sich als ein *präventives Konzept,* weil Psychomotorik die Handlungsaktivität des Kindes als primäre Form kindlichen Lernens anerkennt.

„Die Dimension des spontanen und emotionalen Erlebens wollen wir wiederfinden, indem wir das Kind sehr lange und frei mit den Gegenständen leben lassen, mit Gegenständen von großer Dimension, die es mit seinem ganzen Körper leben kann und nicht nur mit den Fingerspitzen. Zu glauben, daß ein Kind seine Handlungen intellektuell organisiert, bevor es sie realisiert, wie die Mehrheit der Erwachsenen vorgeht, ist ein tiefer Irrtum. Sein Denken arbeitet sich in der Handlung selbst aus, in einer ständigen Dialektik … Die Erforschung, die Entdeckung der Welt ist zuerst eine Bewegungsforschung: Es ist notwendig, die Gegenstände zu berühren, durcheinanderzuwerfen, fortzubewegen, sie umzudrehen, auf sie zu klettern, in sie zu kriechen, sich unter sie zu legen usw., um ihre Formen zu ‚lernen' und die Dimensionen, Richtungen, ihre Oberfläche, ihr Volumen, ihre Strukturen usw. zu entdecken" (Aucouturier/Lapierre 1984a, 62).

Psychomotorik ist allerdings kein Allheilmittel. Sie versteht sich als *eine* Möglichkeit, das Kind zum Ausdruck kommen zu lassen und seinen Ausdruck zu unterstützen. Bei Störungen in der kindlichen Entwicklung orientiert sich die Psychomotorik an den Beziehungen des Kindes und den Erfahrungen, die es in der frühen Kindheit durchlebt hat. Das ist jedoch nur eine Möglichkeit der Erklärung kindlicher Auffälligkeiten. „Erst die Kumulation negativer Einflüsse führt zu einer Entgleisung des Sozialisationsprozesses. Betrachtet man die kindliche Entwicklung von der Schwangerschaft bis zum Erwachsenenalter in ihrer Gesamtheit, so wird die Vielzahl der potentiellen Störfaktoren offensichtlich" (Voß 1989, 34). Lebensweltliche (personal, sozial, institutionell, organisatorisch, gesellschaftliche) und lebensgeschichtliche (individual, familien- und kulturgeschichtlich) Aspekte müssen gleichermaßen berücksichtigt werden. Dazu bedarf es interdisziplinären Denkens. Statt reduktiver Erklärungsansätze und isolierter Expertenhaltung sollten verschiedenste Berufsgruppen zusammenarbeiten, um die jeweils individuelle Problematik eines Menschen zu erfassen.

Meine ursprüngliche Motivation zu dieser Darstellung war es, die französische Psychomotorik nach Bernard Aucouturier darzustellen, und damit der deutschen Motopädagogik in der entstandenen Diskussion und Reflexion neue Impulse zu geben.[48] In meiner eigenen persönlichen Entwicklung und therapeutischen Tätigkeit hat, neben dem tiefenpsychologisch orientierten Verständnis kindlicher Auffälligkeit, die soziologische Betrachtung gesellschaftlicher Erscheinungsformen im Hinblick auf die Entwicklung der Kinder zunehmend an Bedeutung gewonnen. Dabei schließt die eine Herangehensweise die andere in meinen Augen keineswegs aus, sondern führt vielmehr zu einem reflektierteren und offeneren Umgang mit dem Kind, das in seinem Verhalten nicht in ein rein medizinisches, rein psychologisches, rein soziologisches Erklärungsmuster gepreßt wird. Insofern ist es mir ein Anliegen, die Psychomotorik nicht nur als ein therapeutisches Konzept vorzustellen, sondern sie in ihren Zielsetzungen auch als Möglichkeit eines präventiven Handlungskonzeptes darzustellen. Ich hoffe, diesen meinen Beweg-Gründen in meinen Ausführungen gerecht geworden zu sein.

„Nun sei bedankt, mein lieber Schwan!“

Richard Wagner, Lohengrin

Ich danke Hanns Jörg Sippel für die emotionale und inhaltliche Anteilnahme an meiner Arbeit.

Meinen FreundInnen und meiner Familie danke ich für die Ermutigung und Unterstützung, die ich auf meinem Weg immer wieder von ihnen erfahre.
Professor Dr. Walther Dreher und Professeur Bernard Aucouturier verdanke ich in meinem beruflichen Werdegang entscheidende Impulse für eine menschenzugewandte und -bejahende Sichtweise.

Bonn, im April 1992 *Marion Esser*

Anmerkungen

1 Es würde an dieser Stelle zu weit führen, auf die gesamte Geschichte der Psychomotorik in Frankreich einzugehen, die dort bereits um die Jahrhundertwende begonnen hat. Sie ist umfassend nachzulesen bei Le Camus (1984). Eine verkürzte Darstellung in deutscher Sprache findet sich bei Prévost (1990) und Hölter (1990).

2 Der französische Begriff „le fantasme" wird im Handbuch analytischer Fachbegriffe mit „Phantasie" übersetzt. Der deutsche Begriff „Phantasie " kennzeichnet die imaginäre Welt, die Welt der Phantasien und die imaginative Aktivität des Menschen allgemein. Im französischen Begriff „Phantasma" geht es um ein *„imaginäres Szenarium zur Erfüllung eines unbewußten Wunsches"*, es geht um *„Imagines, durch die Phantasie entstelllte Bilder, die von psychischer Realität sind"*, und den „Prozeß der imaginären Ausformung dieser Phantasmen". Ich übernehme den französischen Begriff des Phantasmas, da er mir im Zusammenhang meiner Ausführungen zutreffender und umfassender erscheint und zudem Eingang in den deutschen Sprachraum gefunden hat (vgl. Mannoni 1972; Zitate aus Laplanche/Pontalis 1973, Hervorhebung durch M. E.).

3 Aucouturier verwendet – den Gepflogenheiten im französischen Sprachgebrauch folgend – die maskuline Form der Berufsbezeichnung, obwohl schätzungsweise 80 % der „Psychomotoriker" Frauen sind. Ich verwende die männliche Form bei meinen Übersetzungen von Aucouturier, nicht jedoch in meinen eigenen Ausführungen.

4 Geht man der Geschichte der Psychomotorik nach (vgl. Le Camus 1984), stellt man fest, daß sie vorwiegend aus den Konzepten der Neuropsychiatrie und der Entwicklungspsychologie entstanden ist. Bei Auffälligkeiten, die in psychomotorischer Praxis behandelt werden, handelt es sich „in der Tat um Bewegungssymptome, die man sicherlich in der Perspektive eines neurophysiologischen Organisationssystems und der Entwicklung verstehen muß, die aber auch charakteristisch für eine bestimmte Persönlichkeitsstruktur sind" (Brunelle/Beauchesne 1990, 144).

5 „Tatsächlich bedeutet das Wort infant (Säugling) ‚nicht sprechend' (infans), und es ist recht nützlich, sich die ‚infancy' (das Säuglingsalter) als die Phase vor der Wortbildung und dem Gebrauch von Wort und Symbolen zu denken. Daraus folgt, daß es sich auf eine Phase bezieht, in der der Säugling von einer mütterlichen Fürsorge abhängig ist, die nicht auf dem Verstehen dessen beruht, was verbal ausgedrückt wird oder werden könnte, sondern auf mütterlichem Einfühlungsvermögen" (Winnicott 1962, 51).

6 Die Vorstellung vom eigenen Körper deckt sich kaum mit seiner tatsächlichen Anatomie. Das Körperbild ist vielmehr Resultat der gelebten Erfahrungen über die Kommunikation mit der Umwelt (vgl. Schilder 1923).

7 Wie sehr der Mensch Bezug zu seinem Körper nimmt, findet sich auch im alltäglichen Sprachgebrauch wieder: jemandem ein Dorn im Auge sein, etwas ins Auge fassen, seine Nase in alles stecken, jemandem etwas unter die Nase reiben, sich den Mund verbrennen, vor den Kopf gestoßen werden, sich Kopfzerbrechen machen, die Nackenhaare sträuben sich, mir geht etwas gegen den Strich, die Haare stehen zu Berge, die Ohren steifhalten, jemandem in den Ohren liegen, sich in der Haut unwohl fühlen, aus der Haut fahren, etwas auf dem Herzen haben, auf den Magen schlagen, an die Nieren gehen, vor Schreck gelähmt sein, eine Sache in die Hand nehmen, eine Sache hat Hand und Fuß, Fingerspitzengefühl beweisen, Standvermögen haben.

8 Alexander Lowen drückt dies so aus (1982, 10): „Das Gefühl der Identität wurzelt in einem bestimmten Körper-Gefühl. Um zu wissen, wer man eigentlich ist, muß man sich dessen bewußt sein, was man fühlt. Man muß wissen, was für einen Gesichtsausdruck man hat, wie man sich hält, wie man sich bewegt."

9 Die Väter bzw. sonstige Bezugspersonen, mit denen eine affektive Beziehung besteht, sind in diesem Zusammenhang und auch im folgenden eingeschlossen. Anzieu (1991) schreibt, daß er die Dyade Säugling/Umwelt lieber als tragend (maternant) anstatt als mütterlich (maternel) bezeichnet, um die Umwelt nicht nur auf die biologische Mutter zu begrenzen.

10 Dietmut Niedecken (1989, 67 f.) spricht vom „mimetischen Verhalten" der Mutter: „In ihrem mimetischen Verhalten übernimmt die Mutter für das Kind Spiegelfunktion: indem sie einfühlend auf den Bedarf eingeht, den das Kind mit seinem Schreien ihr signalisiert, mimt, spiegelt sie ihm sein körperliches Erleben und verleiht seinem Schreien Bedeutung ... Spiegel ist die Mutter dem Kind von Geburt an immer da, wo sie seine Äußerungen aufgreift, mit ihrer Antwort – mit der Stimme, dem Gesicht, ihren Bewegungen und Handlungen, dem Erleben des Kindes begegnet und es benennt – so zuverlässig, daß sie das Kind darin als Subjekt mit Wünschen, mit Vorlieben und Abneigungen langsam selbst zu erkennen beginnt."

11 René Spitz (1957, 40 f.) spricht von der coenästhetischen Wahrnehmung, durch die der Säugling Stimmungsschwankungen und Veränderungen in seiner sozialen Umgebung unmittelbar wahrnehmen kann. Stimmung, Spannung, Temperatur, Körperhaltung, Rhythmus können gleichzeitig und ganzheitlich diffus empfunden werden.

12 Lowen (1982, 197 f.) vermutet aufgrund zahlreicher Erfahrungen und Berichte mit schizophrenen Menschen, daß die schizoide Persönlichkeitsstruktur auf einen „kalten Mutterschoß zurückzuführen ist, also auf traumatische Erfahrungen im Uterus".

13 Von Lüpke bezieht sich dabei auf Studien von E. Gaddini (1981) und auf D. W. Winnicott (1962, 72–81). Eine zusammenfassende Darstellung der pränatalen Forschungsergebnisse in ihrer Bedeutung für die psychomotorische Praxis findet sich in der Diplom-Arbeit von Leonhard Braun (1990). Aus dieser Arbeit stammen die Hinweise auf die Studien von Krüll, Rottmann und Neumann. Die italienischen Arbeiten von Milani Comparetti und Gidoni sowie die Veröffentlichungen von Verny/Kelly und v. Lüpke, die von Braun in ähnlicher Art und Weise behandelt werden, waren mir bereits vor der Lektüre seiner Arbeit bekannt.

14 Kinder mit Frustrationen im affektiven Bereich sammeln häufig ersatzweise ein Maximum an Gegenständen um sich herum. Für Aucouturier erfüllen diese Gegenstände weiterhin die Funktion der Übergangsobjekte, wie sie Winnicott (1987, 10) beschrieben hat. „Auch als Erwachsene benutzen wir noch Übergangsobjekte, und ohne Zweifel haben viele Gegenstände, die wir um uns herum ansammeln, dieselbe Funktion: den Mangel an ‚Sein' durch ein ‚Haben' zu kompensieren" (Aucouturier/Lapierre 1978, 20).

15 Nach Ph. Mazet ist die Überaktivität für das Kind die einzige Art, den eigenen Körper wahrzunehmen, davon Besitz zu ergreifen und ihn im Zaum zu halten. Verschwindet sie, wird möglicherweise ein Gefühl von Energieverlust und von Nichtvorhandensein empfunden. So hat die Überaktivität das Ziel der Rückversicherung: Ich bewege mich, also lebe ich (Ph. Mazet zit. bei Costes/Guillarmé 1990).

16 Von Lüpke (1991, 56 ff.) verweist darauf, daß der Insulin-Mangel einer diabetischen Mutter während einer Schwangerschaft teilweise durch vermehrte Insulinproduktion des Kindes ausgeglichen werden kann – der zu hohe Insulinspiegel muß dann nach der Geburt vom Kind wiederum ausgeglichen werden. Ein vergleichbares Zusammenspiel bei hormonalen Prozessen (die psychische Komponenten haben) ist zu vermuten.

17 Die heute so häufig gestellte Diagnose der „Minimalen Cerebralen Dysfunktion" bei hyperkinetischen Kindern ist vor dem Hintergrund dieser Forschungsergebnisse gelinde gesagt zweifelhaft. Obwohl es keinen wirklich überzeugenden Beweis dafür gibt, daß eine zentrale Läsion der Ursprung des hyperkinetischen Syndroms ist, werden Kinder weiterhin mit der Diagnose der MCD etikettiert.

18 Prekop (1991, 120) spricht von sensorischer und affektiver Deprivation, die sich bereits im Mutterleib anbahnen kann.

19 Petzold (1977, 258 ff.) spricht von einem „Leibgedächtnis", in dem alle Erfahrungen und Erlebnisse, Traumata, Störungen und Konflikte als Erinnerungsspuren gespeichert sind. Nach Mahler prägen sich somatische Erinnerungsspuren ein, die zusammen mit späteren Erfahrungen auftretende psychische Belastungen verstärken können (1972, 19).

20 „Das Körper-Ich spiegelt sich in seinen Zeichnungen von Menschen wider. Sie sagen etwas aus über das Maß an Harmonie zwischen den Teilen des Körpers, das Gefühl für die Körperoberfläche, das Akzeptieren sexueller Eigenheiten, grundlegende Stimmung des Körpers und die Gesamteinstellung des betreffenden zu seinem Körper. Zeichnungen sind nicht zuletzt deshalb so aufschlußreich, weil der Mensch, der sie macht, keine anderen Anhaltspunkte hat als sein eigenes Körper-Bild. Deshalb drückt er mit seiner Zeichnung aus, wie er seinen Körper wahrnimmt. Wenn einem Menschen das physische Lustgefühl fehlt, wird er eine menschliche Gestalt nur unvollständig zeichnen können, das heißt, er wird viele Merkmale weglassen oder abschwächen" (Lowen 1982, 82; vgl. auch Winnicott 1973).

21 Winnicott betont, daß das Wort „Ich" emotionales Wachstum voraussetzt; das Individuum ist dann als Einheit etabliert (1974, 41).

22 Synonym spricht Aucouturier (1978, 9) von Phantasmatik und Phantasmen des Körpers, die er als „unbewußtes, imaginäres Produkt" definiert, „das die Motivation für Verhaltensweisen begründet, die dem Bewußtsein des Individuums nicht zugänglich sind".

23 Den Beginn des Individuations- und Loslösungsprozesses, der in seinem Ursprung an körperliche Prozesse gebunden ist, siedelt Margret S. Mahler um den 8./9. Lebensmonat an (Mahler 1985, 141, 279, 296; Mahler et al. 1978, 13). Im Widerspruch zu einigen grundlegenden psychoanalytischen Konzepten von Mahler, Spitz u.a. stehen die Studien der amerikanischen Säuglingsforscher. Ihre Arbeiten zeigen, daß die Kompetenz von Säuglingen bislang weit unterschätzt wurde: Sie verfügen über ein differenziertes Wahrnehmungspotential und nehmen aktiv und initiativ an ihren frühesten Interaktionen teil (Stern 1979, 1991). Die Ergebnisse aus der Säuglingsforschung bestätigen nachdrücklich – und deshalb sind sie für unsere Arbeit so interessant – die große Bedeutung der Interaktion, des „tonischen Dialogs" zwischen Bezugsperson und Kind, der zunächst auf körperlicher Ebene gelebt wird. Als nur ein Beispiel seien die Bewältigungs- und Abwehrmechanismen genannt, die die Säuglinge bei aggressivem Blickkontakt entwickelt haben. Auch die Phantasien, die die Eltern über sich und ihre Kinder haben, nehmen großen Einfluß auf den Verlauf der Interaktion. Die Säuglingsforschung beobachtet und beschreibt, wie die Interaktion verläuft; nach Dornes ist es an der psychoanalytischen Forschung zu erklären, warum sie so verläuft (Dornes 1994, 65 f., 197 f.).

24 „Es ist möglich, daß eine Mutter am Anfang das Baby gut versorgt, den Prozeß aber nicht vollenden kann, weil sie unfähig ist, ihn an ein Ende kommen zu lassen; dann hat die Mutter die Tendenz, mit ihrem Baby verschmolzen zu bleiben und die Trennung des Säuglings von ihr hinauszuschieben. Es ist auf jeden Fall schwierig für eine Mutter, sich von ihrem Kind ebenso rasch zu trennen, wie das Kind sich von ihr trennen muß" (Winnicott 1962, 69).

25 Autonomie und Freiheit in der Erziehung sind immer zugleich erwünscht und bedroht. Zwar ist die Erziehung der Kinder darauf ausgerichtet, diese selbständig und eigenständig werden zu lassen. Doch hintergründig wenden Eltern oft subtile Techniken an, die den Kindern das Selbständig-Werden schwermachen. Denn Autonomie bedeutet Sich-Unterscheiden und Trennung vom anderen, heißt Verlust, Schuldgefühl und Kränkung. Jedes Streben nach Autonomie aktualisiert Trennungsängste und impliziert Versuche, sie zu vermeiden. Sich aus der Symbiose schrittweise zu lösen, heißt Trennungsangst und Trennung zu bewältigen. Symbiose und Individuation sind insofern nicht nur Themen der Entwicklungspsychologie des Kleinkindes. Was vom Säugling ein erstes Mal bewältigt werden muß, bleibt Thema menschlicher Beziehungen ein ganzes Leben lang: sich trennen zu müssen, die Trennungsangst zu überwinden und nach und nach ein eigenständiges Selbst zu entwickeln (vgl. auch Kast 1985, 8 f.).

26 „Die Angst, die im Körper des Kindes eingeschrieben ist, ist auch die Angst des anderen (der Mutter)" (Aucouturier 1990).

27 Bei der Erziehung ihrer Söhne kommt den Vätern noch einmal eine besondere Bedeutung zu. Ist der Vater zu oft oder immer abwesend, ist er schemenhaft oder bruchstückhaft, kann der Junge seine männliche Geschlechtsidentität nicht ausbilden. Das mütterliche, „weibliche" Verhalten muß er – so Pilgrim – bei der Ausformung seiner Persönlichkeit verwerfen, die Möglichkeit zur Orientierung an „männlichem" Verhalten fehlt ihm. Die Ergänzung der Mutter durch den Vater läßt Menschen „rund" werden, männliche und weibliche Anteile können sich gleichermaßen ausformen (vgl. Pilgrim, 1986, 15 f.).
Auch wenn heute eine solch krasse Aufteilung in „männliches" und „weibliches" Verhalten nicht mehr zu vertreten ist, bleibt es auch um der Kinder willen gesellschaftspolitische Aufgabe und Zielsetzung, die weit stärkere Beteiligung (und Präsenz) der Väter bei der Erziehung ihrer Kinder zu ermöglichen und durchzusetzen. Dabei geht es nicht nur um die Motivation der Väter, sondern auch um die praktischen Voraussetzungen, die eine stärkere Beteiligung an Erziehungsaufgaben erst möglich machen.

28 „Es ist der Ausdruck eines spezifisch menschlichen Bedürfnisses, eine Spur der eigenen Existenz, der eigenen Handlung zu hinterlassen, symbolisch in dieser Spur präsent zu sein, außerhalb von seinem Körper, außerhalb von der Gegenwart" (Aucouturier/Lapierre 1984a, 108).

29 „Zunächst ist da das Wort ‚Ich', das viel emotionales Wachstum voraussetzt. Das Individuum ist als Einheit etabliert (...). Als nächstes kommen die Worte ‚ich bin', sie repräsentieren ein Wachstumsstadium des Individuums. Durch diese Worte bekommt das Individuum nicht nur Form, sondern auch Leben" (Winnicott 1962, 41).

30 Wallon zeigte insbesondere, daß jede Emotion mit einem gewissen tonischen Verhalten verbunden ist. „Im wesentlichen Ausdrucksfunktion (...) sind die Emotionen Gebilde posturalen Ursprungs und haben den Muskeltonus als Stoff. Ihre Mannigfaltigkeit ist mit der Hyper- oder Hypospannung des Tonus verbunden, mit seinem freien Fluß in Geste und Handlung oder mit der unbewußten Stauung und der sofortigen Anwendung von Spasmen" (Wallon 1934, 174).
Wilhelm Reich weist auf den engen Zusammenhang zwischen Emotion und Bewegung hin. „Das Wort ‚Emotion' bedeutet wörtlich übersetzt ‚herausbewegen' (...), wir müssen das Wort Emotion wörtlich nehmen, wenn wir von Empfindungen und Bewegungen sprechen ... Es ist offenkundig, daß die Sprache mit ihren Wortbildungen sich an die Wahrnehmungen, innere Bewegungszustände und Organempfindungen anlehnt, und daß die Worte, die emotionelle Zustände beschreiben, die entsprechenden Ausdrucksbewegungen des Lebendigen unmittelbar wiedergeben" (Reich 1970, 344 f.).

31 Die Haltung des französischen Psychoanalytikers Didier Anzieu zum Wert von Begrenzungen hat mich bezüglich meiner eigenen Überlegungen sehr angesprochen. Er kritisiert die Maßlosigkeit der westlichen Industrieländer in allen Lebensbereichen, im politischen, kulturellen, ökologischen und wirtschaftlichen Bereich und plädiert eindringlich dafür, erneut Grenzen zu setzen. In der psychoanalytischen Praxis stellt er in den letzten dreißig Jahren einen „auffallenden Symptomwandel" fest – viele seiner Patienten leiden an einem „Mangel an Grenzen". Psychische Grenzzustände sind die Folge unserer Kultur, das pessimistische Lebensgefühl vieler Menschen rührt aus der Unfähigkeit, Grenzen zu setzen. Neue Beschränkungen, Grenzen sind für Anzieu „vordringliche psychische und soziale Aufgaben". Auch in der Erziehung von Kindern möchte ich – allen Forderungen nach mehr Mitbestimmung der Kinder zum Trotz – auf die Notwendigkeit hinweisen, erneut Grenzen und Beschränkungen einzuführen, da meines Erachtens den Kindern heute oftmals zu wenig Möglichkeiten der Orientierung zur Verfügung stehen. Die Freiheitsgrade der individuellen Lebensweise der Kinder sind heute sehr groß. Damit einher geht nicht selten, daß die Kinder sich zu häufig selbst überlassen bleiben und ein zu geringes Maß an sozialen und kulturellen Bindungen erfahren, die ihnen Orientierungs- und Wertmaßstäbe vermitteln. Dabei geht es mir selbstverständlich um sinnvolle Begrenzungen und nicht um Beschränkung um ihrer selbst willen (vgl. Anzieu 1991, 17 f.).

32 Carl R. Rogers hat ausführlich herausgearbeitet, wie wichtig die Beziehung ist, die der Therapeut zum Klienten eingeht (Rogers 1961; Rogers 1977).

33 „Wir müssen vielmehr eine Gelegenheit schaffen, damit Menschen der richtigen Art die Kinder selber kennenlernen und ihre Bedürfnisse empfinden. Man könnte hier, auf die Gefahr hin, sentimental zu klingen, das Wort ‚Liebe' verwenden" (Winnicott 1962, 92).

34 Als grundlegenden Schritt in der Entwicklung des Säuglings sieht Winnicott die Förderung seiner „Ich-Stärke" über das „Halten" der Mutter. Darüber kann das Kind langsam von einem abhängigen zu einem unabhängigen Individuum werden und schließlich eine selbständige Existenz mit individuellen Merkmalen führen. Diese drei Entwicklungsetappen sind in der Therapie ebenso gegeben (vgl. Winnicott 1962, 63 u. 219).

35 „Kommt das geistig behinderte Kind in eine Einrichtung, in eine besondere pädagogische Situation, wegen seines minimalen Hirnschadens, wegen seiner Mikrozephalie, wegen seines Down-Syndroms? Kommt es wegen seiner geringen Spielentwicklung, weil es nicht tanzen oder schwimmen kann, weil es nicht mit Messer und Gabel zu essen vermag? Sicherlich nicht! Es kommt, weil es in seinem *sozialen Umgang* gescheitert ist. Es ist der Verlierer, vor allem von Kontakt, von Kontakt mit Mitmenschen, die seiner Realität nicht mehr gewachsen sind. Es kommt, weil es schwierig ist, mit ihm zu verkehren und umzugehen. Deshalb kommt es in die sonderpädagogische Situation: Wegen eines wiederaufzunehmenden, arrangierten, bewußten, mitmenschlichen Umgangs. Es kommt, weil es an erster Stelle wieder in *Beziehungen* eingebettet werden muß, so daß es im alltäglichen Umgang wieder Fuß fassen kann. (...) Mehr als andere ist das geistig behinderte Kind zum Opfer von Trainingsprozeduren geworden, die es auf das spätere gesellschaftliche Dasein vorbereiten sollen. (...) Das Kind hat ein Kunststück gelernt: es kann ‚Pfötchen geben' wie ein Hund. Im Sinne der Entwicklungsgedanken geht es aber um ein ‚mehr Mensch werden'. Dabei müssen wir das ‚so sein', nicht das ‚so tun' ansteuern. (...) Fußballspielende Hunde, Ping-pong-spielende Tauben, schlittschuhlaufende Eisbären tun zwar so, aber sie sind nicht so. Sie haben etwas gelernt, aber das bedeutet keine Erweiterung ihres Daseins. Sie sind dadurch nicht ‚mehr Hund, Taube oder Bär' geworden" (Vermeer 1984, 104–108. Hervorhebung von M. E.).

36 „Das im psychologischen Sinne freigewordene Kind kann mehr schaffen und gestalten als das Kind, das all seine Energien im aufreibenden Kampf um seine freie und individuelle Entfaltung verwenden muß“ (Axline 1990, 26).

37 Melanie Klein bringt die Neigung, zu fallen, beim kleinen Kind mit Schuldgefühlen in Zusammenhang (1971, 18).

38 „Die Instabilität zeugt vom Kampf des Kindes gegen tiefgründige Ängste. Um sich zu schützen und zu vermeiden, daß diese Angst überhand nimmt oder eine depressive Stimmung aufkommt, bewegt sich das Kind und entfaltet eine solche Aktivität, daß die Zeitabläufe nicht mehr gemessen werden können. Es füllt somit die Leere und die Depressionen und flieht vor jedem länger andauernden Kontakt oder vor jeder Beziehung, die es ‚unbeweglich‘ machen könnte“ (Costes/Guillarmé 1990, 68).

39 „Wie die Tagträume dienen diese imaginären Gefährten sehr häufig der Wunscherfüllung und Kompensation real erlebter Versagungen (...). Beim jüngeren Kind hilft der imaginäre Gefährte über Einsamkeit und das Gefühl, von den Eltern abgelehnt zu werden, hinweg“ (Nitsch-Berg 1978, 181).

40 Ein solcher Abbruch – Aucouturier nennt ein solches Vorgehen „rupture“ – ruft einen Überraschungseffekt beim Kind hervor, der eine emotionale Entladung („décharge émotionelle“) zur Folge haben kann und die Emotionalität des Kindes verstärken soll. Ein solcher Bruch kann sich beziehen auf: den Tonus und die Bewegung des Kindes über den Wechsel von Rhythmus und Geschwindigkeit; den benutzten Raum – über ein „Sich-Entfernen“ bzw. „Sich-Annähern“; die verwendete Zeit – über eine Verlangsamung bzw. Beschleunigung; das symbolische Spiel durch die Einführung bzw. das Fallenlassen bestimmter Rollen; die verwendete Sprache; das Mittel der Frustration. – Wegen seiner manipulativen Grundstruktur wird ein solcher Bruch nur eingesetzt, wenn die Therapeutin den tiefen Sinn der kindlichen Handlungen verstanden hat und eine Beziehung affektiver Sicherheit zwischen ihr und dem Kind besteht (vgl. Esser 1991, 151).

41 Winnicott (1962, 193) zeigt auf, wie leicht sich über ein Sich-Fügen ein „falsches Selbst“ entwickelt.

42 Dazu muß man wissen, daß die Eltern von Christian sich getrennt haben, als er zwei Jahre alt war. Die Mutter lebt seitdem mit Christian allein. Ersatz für vieles, insbesondere den Verlust des Vaters, ist eine extreme Anzahl an Stofftieren, die Christian besitzt und wie Spielkameraden benutzt. Christian hat wenig Kontakt zu anderen Menschen, auch hat er wenig Freiraum. Er ist ein überbehütetes Kind und Partnerersatz für die Mutter.

43 „Die Erwerbung des ‚Nein‘ ist der Indikator für die neu erreichte Stufe der Autonomie, für die Wahrnehmung des ‚Anderen‘ und die Gewahrung des ‚Selbst‘ “ (Spitz, 1970, 111).

44 „Aggressionshemmung und psychische Panzerung gehen einher mit vermehrtem Tonus, oft sogar mit einer Rigidität der Extremitäten und Rumpfmuskulatur“ (Reich 1970, 344 f.). Siehe dazu auch Margret Mahler (1985, 77): „Die psychologische Wirkung der chronischen Unterdrückung von Aggressionen führt zu multifokalen Spannungsphänomenen in der Muskulatur, verbunden mit allgemeiner Unruhe und hyper- oder dyskinetischen Erscheinungen.“

45 Vgl. auch bei Françoise Dolto die Bedeutung des Umgehens mit der ersten aggressiven Regung in der oralen Phase für das Erlernen der Muttersprache (1973, 32 f.).

46 „Bei ängstlicher Erwartung gerät die Muskulatur in Dauerspannung, wenn sie durch keinerlei Motorik gelöst wird“ (Reich 1970, 344 f.).

47 Als Handlungskompetenz soll der Zustand der individuellen Verfügbarkeit und der angemessenen Anwendung von Fertigkeiten und Fähigkeiten zur Auseinandersetzung mit der äußeren und inneren Realität verstanden werden.

48 Ernst J. Kiphard (1990, 33 f.) schreibt: „Wie ich aufgezeigt habe, kommt in der Theorie der Motologie die menschliche Subjektivität und emotionale Individualität, wie sie sich im kindlichen Bewegungserleben, aber auch in der Art der sozialen Beziehungen ausdrückt, zu kurz. Hier könnte eine tiefenpsychologisch begründete Theorie der Psychomotorik – als Ergänzung und Erweiterung einer Theorie der Motologie – ein durchaus sinnvoller Beitrag sein."

Literatur

Adorno, Theodor W. et al. (1982): Der Positivismusstreit in der deutschen Soziologie. Darmstadt-Neuwied

Ajuriaguerra, Jean de (1962): Le corps comme relation. Revue suisse de psychologie pure et appliquée 21, 37–42

Anzieu, Didier (1991): Das Haut-Ich. Frankfurt/M.

Aucouturier, Bernard (1989a): Vortrag in Bonn, 23. August 1989

– (1989b): Vortrag in Bonn, 29. August 1989

– (1990): Vortrag in Lissabon, 25. August 1990

– Lapierre, André (1974): Les contrastes et la decouverte des notions fondamentales. 2. Aufl. Paris

– – (1978): Le manque au corps. Paris

– – (1984a): La symbolique du mouvement. 4. Aufl. (1. Aufl. 1975). Paris

– – (1999): Bruno. Bericht über eine psychomotorische Therapie bei einem zerebral geschädigten Kind. 3. Aufl. München-Basel

– Darrault, Ivan/Empinet, Jean-Louis (1984b): La pratique psychomotrice. Paris

Axline, Virginia M. (1990): Kinder-Spieltherapie im nicht-direktiven Verfahren. Beiträge zur Kinderpsychotherapie, Band 11. 7. Aufl. München-Basel

Ayres, Jean (1984): Bausteine der kindlichen Entwicklung. Die Bedeutung der Integration der Sinne für die Entwicklung des Kindes. Berlin-Heidelberg-New York

Bauer, Karl W./Hengst, Heinz (1980): Wirklichkeit aus zweiter Hand. Kindheit in der Erfahrungswelt von Spielwaren und Medienprodukten. Reinbek

Becker, Hans (1988): Bewegung und Therapie aus der Sicht der Psychoanalyse. In Hölter 1988, 67–75

Biermann, Gerd (Hrsg.) (1988): Handbuch der Kinderpsychotherapie. Frankfurt/M. (= gekürzte Taschenbuchausgabe der Bände I und II des Handbuchs aus dem Ernst Reinhardt Verlag)

– (Hrsg.) (1976/1981/1992): Handbuch der Kinderpsychotherapie. Bände III/IV/V. München-Basel

Braun, Leonhard (1990): Die Bedeutung pränataler Einflüsse für die psychomotorische Entwicklung. Theoretische Grundlagen und pädagogisch-therapeutische Konsequenzen. Diplomarbeit an der Universität Marburg, Fachbereich Erziehungswissenschaften

Brunelle, Lucien/Beauchesne, Hervé (1990): Das therapeutische Arbeitsgebiet der Psychomotorik. In Guillarmé 1990, 134–157

Costes, Marie-Claire/Guillarmé, Jean-Jacques (1990): Die psychomotorische Untersuchung des Kindes. Studie einiger Symptome. In Guillarmé 1990, 40–93

Dolto, Françoise (1973): Psychoanalyse und Kinderheilkunde. Frankfurt/M.

Dornes, Martin (1994): Der kompetente Säugling. Die präverbale Entwicklung des Menschen. Frankfurt/M.

Dreher, Walter (Hrsg.) (1990): Geistigbehindertenpädagogik vom Menschen aus. Gütersloh

Esser, Marion (1988/1990): Psychomotorische Praxis à la Aucouturier. Motorik 11, Heft 1, 25–30. – Überarbeitete Fassung erschienen in Dreher 1990, 230–237

– (1991): Psychomotorische Therapie nach B. Aucouturier. In Thumm et al. 1991, 147–154

Fromm, Erich (1980): Analytische Charaktertheorie, Band 2. Stuttgart

Gaddini, E. (1981): Frühe Abwehrphantasien und der psychoanalytische Prozeß. Bulletin der Europäischen Psychoanalytischen Föderation 17, 79–95
Gidoni, E. Anna (1989): Fetale Identität. Eine Herausforderung an Entwicklungsmodelle. In Voß 1989, 42–54
– (1990): Die Familie und das behinderte Kind. In Paritätisches Bildungswerk Bundesverband 1990
Graber, Gustav Hans (1974): Pränatale Psychologie. München
Guillarmé, Jean-Jacques (1990): Psychomotorik in Frankreich. Education et rééducation psychomotrices. Reihe Motorik, Band 9. Schorndorf
Haag, Geneviève (1985): La mère et le bébé dans les deux moitiés du corps. Neuropsychiatrie de l'enfance 33 (2–3), 107–114
Hachmeister, Bernd (1990): Die Psychomotorik Aucouturiers – für uns ohne Bedeutung? Motorik 13, Heft 3, 119–123
Höhne, Stefan (1991): Das pädiatrische Förderkonzept von A. Milani Comparetti und seine Bedeutung für die Psychomotorik. Motorik 14, Heft 2, 70–77
Hölter, Gerd (Hrsg.) (1988): Bewegung und Therapie – interdisziplinär betrachtet. Dortmund
– (1990): Zur Rezeption der französischen Psychomotorik in Deutschland. Editorial, Motorik 13, Heft 3, 105–106
Horkheimer, Max/Adorno, Theodor W. (1971): Dialektik der Aufklärung. Frankfurt/M.
Hurrelmann, Klaus (1988): Sozialisation und Gesundheit. Somatische, psychische und soziale Risikofaktoren im Lebenslauf. Weinheim-München
– (1990): Familienstreß, Schulstreß, Freizeitstreß. Gesundheitsförderung für Kinder und Jugendliche. Weinheim-Basel
Janus, Ludwig (1989): Die Psychoanalyse der vorgeburtlichen Lebenszeit und der Geburt. Pfaffenweiler
Kast, Verena (1985): Wege zur Autonomie. Olten
Keppler, Lene (1988): Aggressivität in der Kindertherapie. In Biermann 1988, 209–219
Kiphard, Ernst J. (1991): Unterschiede und Gemeinsamkeiten französischer und deutscher Psychomotorik. Motorik 14, Heft 1, 31–36
Klein, Melanie (1971): Die Psychoanalyse des Kindes. Beiträge zur Kinderpsychotherapie, Band 10. 2. Aufl. München-Basel
Krüll, Marianne (1980): Die Geburt ist nicht der Anfang. Stuttgart
Laplanche, Jean/Pontalis, Jean-Bertrand (1973): Das Vokabular der Psychoanalyse. Frankfurt/M.
Le Boulch, Jean (1965): Education par le mouvement. Paris
Le Camus, Jean (1984): Pratiques psychomotrices. Psychologie et sciences humaines. Bruxelles
Lowen, Alexander (1982): Der Verrat am Körper. Hamburg
Lüpke, Hans von (1988): Kinder, die nicht tun, was sie könnten. Motorische Entwicklungsverzögerung unter psychodynamischen Aspekten. In Hölter 1988, 24–33
– (1991): Prophylaxe und Therapie bei frühen Formen auffälligen Verhaltens. In Voß 1991, 56–76
Mahler, Margret (1972): Symbiose und Individuation. I, Psychosen im frühen Kindesalter. Stuttgart
– (1985): Studien über die drei ersten Lebensjahre. Stuttgart
– Pine, Fred/Bergmann, Anni (1978): Die psychische Geburt des Menschen. Symbiose und Individuation. Frankfurt/M.
Mannoni, Maud (1972): Das zurückgebliebene Kind und seine Mutter. Olten
Mendel, Gérard (1988): La psychoanalyse revisitée. Paris
Merleau-Ponty, Maurice (1986): Das Sichtbare und das Unsichtbare. München

Milakovic, Ivan (1982): Ist die Psychodynamik des Kindes für die Geburt vorbereitet? In Schindler 1982, 58–63
Montagu, Ashley (1974): Körperkontakt. Stuttgart
Neumann, Erich (1949): Ursprungsgeschichte des Bewußtseins. München
Niedecken, Dietmut (1989): Namenlos. München
Nitsch-Berg, Helga (1978): Kindliches Spiel zwischen Triebdynamik und Enkulturation. Stuttgart
Paritätisches Bildungswerk Bundesverband (Hrsg.) (1990): Von der Behandlung der Krankheit zur Sorge um Gesundheit. Konzept einer am Kind orientierten Gesundheitsförderung von Prof. Adriano Milani Comparetti. Frankfurt/M.
Perls, Frederick S. (1985): Das Ich, der Hunger und die Aggression. Stuttgart
– Hefferline, Ralph F./Goodman, Paul (1979): Gestalt-Therapie. Lebensfreude und Persönlichkeitsentfaltung. Stuttgart
Petzold, Hilarion (1977): Die neuen Körpertherapien. Paderborn
Peursen, Cornelis Anthonie van (1959): Leib – Seele – Geist. Berlin
Piaget, Jean (1969): Das Erwachen der Intelligenz beim Kinde. Stuttgart
Pilgrim, Volker E. (1986): Muttersöhne. Düsseldorf
Platon (1967): Sämtliche Werke. Band 1. Köln-Olten
Prekop, Jirina (1991): Festhalten und Festhaltetherapie. In Thumm et al. 1991, 114–128
Prévost, Jean-Jacques (1990): Grundzüge der Psychomotorik in Frankreich. Motorik 13, Heft 3, 107–114
Reich, Wilhelm (1970): Charakteranalyse. Frankfurt/M.
Rogers, Carl R. (1961): Die Entwicklung der Persönlichkeit. Stuttgart
– (1977): Therapeut und Klient. München
Rottmann, Gerhard (1974): Einstellung zur Schwangerschaft. In Graber 1974, 68–87
Schilder, Paul (1923): Das Körperschema. Ein Beitrag zur Lehre vom Bewußtsein des eigenen Körpers. Berlin
Schindler, Sepp (1982): Geburt. Eintritt in eine neue Welt. Göttingen-Toronto-Zürich
Schwarzmann, Julia (1988): Die soziologisch orientierte Kinderanalyse. In Biermann 1988, 304–316
Slavson, S. R. (1988): Technik der Gruppentherapie mit Kindern. In Biermann 1988, 316–327
Spitz, René A. (1957): Die Entstehung der ersten Objektbeziehungen. Stuttgart
– (1967): Vom Säugling zum Kleinkind. Stuttgart
– (1970): Nein und Ja. Die Ursprünge der menschlichen Kommunikation. Stuttgart
Stern, Daniel (1979): Mutter und Kind. Die erste Beziehung. Stuttgart
– (1991): Tagebuch eines Babys. Was ein Kind sieht, spürt, fühlt und denkt. München
Stierlin, Helm et al. (1980): Das erste Familiengespräch. 2. Aufl. Stuttgart
Stüttgen, Thomas (1985): Interaktionelle Symptomatik. Berlin
Thumm, Klaus Eckart/Fikar, Susanne/Fikar, Heinz (1991): Körperarbeit mit Behinderten. Stuttgart
Vayer, Pierre (1965): Education psychomotorice et arriération mentale. Paris
Vermeer, Adri (1984): Die Bedeutung der Bewegungserziehung für die Entwicklung geistig Behinderter. Motorik 7, Heft 3, 104–108
Verny, Thomas/Kelly, John (1983): Das Seelenleben des Ungeborenen. Frankfurt/M.
Voß, Reinhard (Hrsg.) (1989): Das Recht des Kindes auf Eigensinn. Die Paradoxien von Störung und Gesundheit. München-Basel
– (Hrsg.) (1991): Helfen – aber nicht auf Rezept. Alternativen und vorbeugende Maßnahmen aus gemeinsamer Verantwortung für das auffällige Kind. 2. Aufl. München-Basel

Waldenfels Bernhard (1980): Der Spielraum des Verhaltens. Frankfurt/M.
Wallon, Henry (1984): Les origines du charactère chez l'enfant. Paris
Willke, Elke (1981): Körper – Bewegung – Psyche. Motorik, Heft 2, 40–48
Winnicott, Donald W. (1960): Über die emotionelle Entwicklung im ersten Lebensjahr. Psyche 14, 25–37
– (1962): Reifungsprozesse und fördernde Umwelt. München
– (1973): Die therapeutische Arbeit mit Kindern. München
– (1987): Vom Spiel zur Kreativität. Stuttgart

Adressen von Ausbildungsinstituten

Aucouturier B., Rue Victor Luzarche 3, F-37000 Tours, France

Association Européenne Des Ecoles De Formation A La Pratique Psychomotrice (As. E. E. Fo. P.), Rue du Gruyer 14, B-1170 Bruxelles, Belgique

Groupe de Recherche en Pratique Psychomotrice Aucouturier (G. R. E. P. P. A.), 9, Rue du Parc, B-7100 La Louviere, Belgique

Centro Nazionale di Ricerca sulla Pratica Psicomotoria (C. N. R. P. P.), Via Lanzone 47, I-20123 Milano, Italia

Associazone per la ricerca e la formazione all'Aiuto Psicomotorio (A. R. F. A. P.), Via Fra Antonio Eremita, 31, I-36061 Bassano del Grappa, Italia

Istituto „Antoniano" – Centro Studi e Formazione Permanente, Via Ugo Bassi 15, I-80056 Ercolano (Na), Italia

Istituto per la Formazione e la Ricerca Applicata (I. F. R. A.), Via U. Bassi 15, I-40121 Bologna, Italia

Centro di Formazione Permanente (C. F. P.), Via Brione 40, I-10143 Torino, Italia

Centro de Estudio y Formacion en la Pratica Psicomotriz Aucouturier del Pais Vasco, Plaza San Martin de Agirre, s/n, E-20570 Bergara, España

Associacio per à l'Expressio i la Communicacio, Apartado de Correos, E-36109 Barcelona, España

Centro de Formación y Prática Psicomotriz B. Aucouturier (C. E. F. O. P. P.), Calle Lopez De Hoyos, 11 bajo d.cha, 28006 Madrid, España

Centro de estudos e Formaçao en Pratica Psicomotora (C. E. F. P. P.), Pavilhao Municipal, Av. Miguel Bombarda, 1 Andar, 8500 Portimao, Algarve, Portugal

In Deutschland werden an verschiedenen Instituten Aus- und Fortbildungen angeboten; Information bei Marion Esser, Apostelpfad 1, D-53332 Bornheim.

An diesen Instituten können folgende Zusatzausbildungen erworben werden:

Die *dreijährige Zusatzausbildung* richtet sich an InteressentInnen mit abgeschlossener Berufsausbildung in z. B. Psychologie, Heilpädagogik, Sonderpädagogik. Die Ausbildungsseminare finden über einen Zeitraum von drei Jahren statt und umfassen etwa 1200 Stunden. Die Seminare finden an Wochenenden bzw. Abenden statt. Die Ausbildung wird mit einer schriftlichen und mündlichen Prüfung abgeschlossen. Sie gliedert sich in drei Teilbereiche:

1. *Die Selbsterfahrung im psychomotorischen Raum (formation personelle)*

In der „formation personelle" sollen persönliche Kompetenzen wie die Hör- und Annahmebereitschaft, die tonische Anpassungs- und die Kommunikationsfähigkeit erworben werden. Das körperliche Sich-Einbringen und die symbolische Dimension der Situationen sensibilisiert die angehenden PraktikerInnen für die tiefgreifende Sinnhaftigkeit der Expressivität eines Menschen.

Der angehenden Praktikerin werden Situationen angeboten, in denen sie sich in und mit ihrem Körper im psychomotorischen Raum mit seinen Materialien und Menschen erleben kann. Dabei wird sie auf die eigenen Emotionen, Phantasmen, Widerstände, Ängste, Sehnsüchte usw. stoßen. Diese Sensibilisierung gegenüber den eigenen Empfindungen ist notwendig, um die beziehungsmäßige Kompetenz gegenüber dem Kind zu entwickeln, die die psychomotorische Intervention ausmacht. Ein Kind anzunehmen, ohne es sofort zu analysieren, bedarf einer großen Sensibilität und eines geringen Maßes an eigenen Widerständen. Um das Kind wirklich wahr- und annehmen zu können, muß die Psychomotorikerin fähig sein, sich auf sich selbst zu konzentrieren und sich der feinsten somatischen Veränderungen ihrer tonisch-emotionalen Reaktionen bewußt zu sein. Dies lernt sie besonders in Situationen, in denen sie ihren Körper erfährt:

- Situationen, die auf eine vestibuläre Stimulation in aktiver oder passiver Form bezogen sind, z. B. sich wiegen, sich drehen, sich rollen, das Gleichgewicht erproben, sich fallenlassen – oder gewiegt, gedreht, gerollt werden usw.;
- Situationen, die der Freude an Bewegung oder Entspannung dienen; Freude an Rhythmus, Tanz und Gesang; Freude daran, seine Energien zu verausgaben oder zu spielen und sich gegenüber dem Raum, den Materialien und Menschen einzubringen;
- Situationen, in denen es um eine tonische Anpassung gegenüber dem anderen geht, in denen gelernt wird, sich an den Tonus des anderen anzupassen und darüber mit ihm zu kommunizieren.

Häufig werden solche und andere Situationen nonverbal gelebt, um das Bewußtsein für den eigenen Körper und seine Ausdruckskraft zu fördern.

2. *Die theoretische Ausbildung (formation theorique)* ist zentriert auf

- die somato-psychische Ganzheit des Menschen und die beziehungsmäßigen und sozio-kulturellen Faktoren, die seine Entwicklung beeinflussen,
- die motorische, affektive und kognitive Entwicklung des Kindes,
- die Pathologie und die diversen Symptome, die sich über den körperlichen und/oder seelischen Weg ausdrücken,
- die Prinzipien und Interventionsstrategien psychomotorischer Praxis im Erziehungs- und therapeutischen Bereich.

Diese Ausbildung wird von den AusbilderInnen der Schulen in Zusammenarbeit mit Lehrenden regionaler Universitäten durchgeführt.

3. *Die praktische Ausbildung (formation pratique)*

Die praktische Ausbildung mit dem Kind findet in Zusammenarbeit und unter Supervision der AusbilderInnen statt. Zunächst arbeiten die angehenden PraktikerInnen mit Kindern im Erziehungsbereich der Kindergärten und Vorschulen.

In einem zweiten Zeitabschnitt nehmen die Auszubildenden an der psychomotorischen Intervention in therapeutischen Kleingruppen mit entwicklungsverzögerten Kindern teil.

Der dritte Zeitabschnitt sieht die Durchführung einer Einzeltherapie mit einem entwicklungsverzögerten Kind unter Supervision vor.

Im Rahmen dieser praktischen Ausbildung werden die Auszubildenden in der psychomotorischen Beobachtung eines Kindes und der Analyse von psychomotorischen Stunden geschult.

Die *einjährige Zusatzausbildung* richtet sich an ErzieherInnen in Kinderkrippen, Kindergärten und Vorschulen. Die ErzieherInnen sollen befähigt werden, psychomotorische Praxis im Erziehungsbereich präventiv einzusetzen. Es soll ein neues Verständnis von der Reifung des Kindes über den körperlichen Weg vermittelt werden. Die Inhalte der einjährigen Ausbildung setzen sich ebenfalls aus den drei Teilbereichen – Selbsterfahrung, praktische und theoretische Ausbildung – zusammen.

Die Kosten für die verschiedenen Ausbildungsgänge sind in den einzelnen Ländern sehr unterschiedlich. Das gesamte Programm mit Ausbildungsinhalten, Kosten usw. kann bei den einzelnen Schulen angefordert werden.

Bernard Aucouturier
André Lapierre

Bruno

Bericht über eine psychomotorische Therapie bei einem zerebral-geschädigten Kind

Aus dem Französischen von Yvonne Nevole und Eva Rapsilber

3. Auflage 1999. 87 Seiten. 8 farbige Abbildungen. (3-497-00854-0) kt

Dieser Therapiebericht erschließt die Psychomotorik nach Aucouturier in eindringlicher, fesselnder Weise. Er sollte von jedem gelesen werden, der auf (psycho-)motorischem Gebiet arbeitet und jenseits vom defizitorientierten Funktionstraining andere Wege kennenlernen möchte.

Bruno ist ein zerebralgeschädigtes Kind. Als er dem Therapeuten vorgestellt wird, ist er bereits siebeneinhalb Jahre alt. Er läuft noch unsicher, spielt nicht, spricht nur die Wörter „Pa“ und „Ma“, stößt Schreie aus, weist Persönlichkeitsstörungen auf.

Der Therapiebericht beginnt mit der medizinischen Vorgeschichte, der motorischen Entwicklung, der Verhaltensentfaltung und den vorausgegangenen heilpädagogischen Versuchen.

Nonverbal, mit Hilfe von Körpersprache und direktem Körperkontakt wird dem Kind eine Beziehung angeboten, auf die Bruno allmählich eingeht. Nach und nach erweitert Bruno die Kommunikation. Bruno wurde aktiv, lernte Wünsche auszudrücken, das Gleichgewicht zu halten, sicher zu gehen, zu sprechen – Fähigkeiten, die man von dem Kind wegen der organischen Schädigung nicht mehr erwartet hatte.

Dieses Buch ist keine Beschreibung eines sensationellen Behandlungserfolges; die psychomotorische Therapie hat aus Bruno kein gesundes Kind gemacht. Aber sie zeigt mit ihrem psychoanalytisch orientierten Beziehungsangebot eine lohnenswerte Konzeption.

Ernst Reinhardt Verlag München Basel